Rheuma und Gicht

Rheuma und Gicht

Selbstbehandlung durch Ernährung

Mit Rezepten für die Ernährung mit Frischkost und Vollwertkost mit und ohne tierisches Eiweiß sowie wegweisenden Patientenberichten

von
Dr. med. Hellmut Lützner
Chefarzt a.D. der Fachklinik
für ernährungsabhängige Krankheiten
Kurpark-Klinik Überlingen/Bodensee
und Helmut Million
Chefkoch in der gleichen Klinik

Bechtermünz

Genehmigte Lizenzausgabe für Weltbild Verlag GmbH, Augsburg 2000

Umschlaggestaltung: Eisele & Bulach GmbH, Augsburg
Umschlagmotiv: Helga Eisele, Augsburg
Gesamtherstellung: Offizin Andersen Nexö - ein Betrieb der
INTERDRUCK Graphischer Großbetrieb GmbH
Printed in Germany
ISBN 3-8289-1860-3

Vorwort

Eine norwegische wissenschaftliche Studie („Lancet“ 338, 1991) beweist die inzwischen unbestrittene Wirksamkeit des Fastens auf die rheumatische Entzündung aufs neue und belegt die günstige Langzeitwirkung einer besonders strengen Kost:

- rohkostreich
- ohne tierisches Eiweiß
- glutenfrei (ohne Getreide, dafür Hirse, Reis und Mais)
- frei von Zucker.

Für jeden Rheumakranken entsteht hieraus die schwierige Frage, wie streng seine Ernährung eigentlich sein soll. Dies kann nur im Selbstexperiment über längere Zeit erfahren werden. Jeder Mensch reagiert anders. Weil es auch Unverträglichkeiten von Gluten gibt, haben wir in dieser Ausgabe Nahrungsmittel markiert, die Gluten enthalten.

Praktischer geht es nicht:

Alle Speisepläne und die für Sie wichtigen Rezepte können Sie aus dem Buch heraustrennen, auf einen Karton kleben und in Ihrer Küche so aufstellen/aufhängen, daß Sie gut damit arbeiten können.

Hellmut Lützner
Helmut Million

Vorwort

Bücher werden geschrieben, weil Wissen oder Begebenheiten dargestellt werden sollen.

Dieses Buch wurde von Rheumakranken abgefragt: „Gibt es wirklich keinen Einfluß der Ernährung auf mein Rheuma? Manche berichten, daß ....“ Nicht wenige praktische Ärzte berichten ebenfalls, daß da ein Zusammenhang bestehen muß. „Warum sagt man nichts davon, auch wenn es nur eine kleine Chance wäre?“

Es gibt genügend Erfahrung, auch Bücher, die den Weg weisen, hingegen zuwenig wissenschaftliche Belege. Es gibt leider entscheidende Hindernisse, daß Erfahrungen in der Klinik gesammelt werden können. Solange Großküchen aus wirtschaftlichen Gründen eine „moderne“ Zivilisationskost anbieten, können positive Einflüsse auf den Verlauf von rheumatischen Krankheiten durch Ernährung nicht beobachtet werden.

Vorläufig bleibt die Zubereitung heilender Nahrung eine Kunst in der Hand der Hausfrau. Die nötige Ernährungsrevolution kann nur in der eigenen Küche stattfinden.

Dieses Buch möchte an alte Erfahrungen erinnern und Sie durch ein Ernährungsexperiment mit sich selbst führen. Es möchte zwischen der Erfahrungsmedizin und der Wissenschaft vermitteln. Wir brauchen dazu das persönliche Engagement des Lesers und seinen Erfahrungsbericht (siehe letzte Seite).

Hellmut Lützner

Helmut Million

Inhaltsverzeichnis

Dieses Buch ist
nicht für Leute,
die rasche Erfolge erwarten,
die die Flinte ins Korn werfen, sobald
etwas nicht gleich gelingen will,
die mit sich nicht lange streng sein können.

Dieses Buch
wurde geschrieben für Leute,
die bereit sind, alte Gewohnheiten über Bord
zu werfen, bereit auch, ein Experiment
mit sich selbst zu machen,
die einmal Begonnenes durchhalten
bis zum guten Ende,
die ihren Plan notfalls auch gegenüber ihren
Familienangehörigen und wohlmeinenden
Freunden verteidigen.

Dieses Buch
ist Rheumakranken gewidmet,
aber auch ihren Ärzten und Naturheilpraktikern
die ihren Wissensschatz an Heilkunst
erweitern wollen.

1. Einführung

Die Ernährung spiele bei rheumatischen Erkrankungen, außer bei Übergewicht und Gicht, keine Rolle, sagen die meisten Rheumatologen. Ernährungsbehandlung habe ihr Rheuma gebessert, ja sogar ausgeheilt, bezeugen Rheumatiker. Ärzte und Laien aus allen Zeiten konnten letzteres bestätigen.

Streit?

Wir wollen uns in den Meinungsstreit nicht einschalten; er hat seine verständlichen Ursachen. Ich würde dieses Buch nicht schreiben, hätte ich nicht Ausheilungen und manche erstaunlichen Wendungen im Leidensweg von Menschen mit chronischem Gelenkrheumatismus, häufiger mit Weichteilrheumatismus gesehen.

Erlebt und beobachtet

Besonders eindrucksvoll war das Schicksal einer 55jährigen Frau, die seit 20 Jahren an einem chronischen, zur Versteifung führenden Gelenkrheumatismus (PcP) litt. Sie hatte alle Formen medikamentöser Behandlung hinter sich: von der Salicylsäure über Indometacin, Butazon bis zur Langzeitbehandlung mit Gold, Resochin und Cortison. Dabei war sie in etliche Sackgassen von Nebenwirkungen geraten. Fango- und Moorkuren taten wohl, konnten das Fortschreiten des Leidens jedoch nicht stoppen. Seit 18 Jahren ist sie gesund – durch nichts anderes als durch zweimaliges Heilfasten und eine konsequente Ernährungsumstellung. Die Veränderungen an den Fingergelenken bleiben ihr allerdings in Erinnerung. Sie hat nie wieder einen rheumatischen Schub gehabt oder Schmerzmittel gebraucht. Nur wenn sie einmal in ihre alten Eßgewohnheiten zurückgefallen war oder bei Einladungen nicht Nein sagen konnte, meldeten sich ihre Gelenke durch erneuten Schmerz; sie sind zu ihrem „Gesundheitsbarometer“ geworden.

Mit diesem Beispiel möchte ich nicht zu übertriebenen Hoffnungen anregen. Ausheilungen sind selten.

Mit gutem Gewissen kann aus ärztlicher Erfahrung jedoch gesagt werden:

Was hilft, gilt

Fasten und Ernährungsumstellung vermögen den Stoffwechsel des Rheumatikers so nachhaltig zu beeinflussen, daß rheumatische Schübe vermieden, das Fortschreiten des Leidens gebremst und der Medikamentenverbrauch entscheidend vermindert werden kann.

Hoffnung ist anderweitig berechtigt:

➔ Mit der Ernährungstherapie wird ein Weg der Selbstbehandlung des Rheumatikers eröffnet.

1.1 Rheuma und Ernährung – was haben sie miteinander zu tun?

Rheumatismus (abgekürzt: Rheuma) ist eine Sammelbezeichnung für Schmerzen an den Bewegungsorganen, die an den verschiedensten Stellen, oft wechselnd auftretend und häufig mit Schwellungen, Entzündungen und Behinderung, später mit Versteifungen einhergehen. Betroffen sein können die Gelenke, die Wirbelsäule, die Muskeln, Sehnen und Sehnenscheiden, die Nerven und das Bindegewebe. Aber auch andere Organe können miterkranken: Die Blutgefäße, die Augen und die Haut.

Allgemeinerkrankung

Rheumatismus ist keine lokale, sondern eine allgemeine Erkrankung; er betrifft den ganzen Körper, unabhängig davon, ob sich der Schmerz im Augenblick nur hier und da oder dort meldet. Nicht anders ist das bei der Gicht, einer rheumaähnlichen Erkrankung, von der man weiß, daß sie eine Allgemeinkrankheit ist, eine Stoffwechselkrankheit.

Mit großer Wahrscheinlichkeit spielt der Stoffwechsel auch beim Rheuma eine weit größere Rolle als bisher angenommen wurde.

Viele Diagnosen

Lassen wir uns durch die vielen Erscheinungsformen des Rheumatismus und die dadurch bedingten vielen Diagnosen (Krankheitsbezeichnungen) nicht irremachen. Lassen Sie von Ihrem Arzt oder einem Rheumaspezialisten feststellen, welcher Art Ihre Beschwerden sind und ob sie zum rheumatischen Formenkreis gehören.

Um Rheuma oder Gicht in ihren Ursachen, ihrer Vielfalt und in ihrem Verlauf kennen zu lernen, ist es der Mühe wert, sich durch die im Verzeichnis am Ende des Buches genannten Bücher zu unterrichten.

Für unser Thema genügt es, zwei Tatsachen zu erkennen:

➔ Veränderungen im Gewebsstoffwechsel sind fast allen rheumatischen Erkrankungen und der Gicht gemeinsam. Deshalb sind sie einer Ernährungsbehandlung zugänglich, wie sie auch heißen mögen.

Die Entstehungsgeschichte rheumatischer Krankheiten ist lang, manchmal lebenslang. Deshalb müssen sie sehr lange behandelt werden, oft lebenslang.

1.2 Schleichender Beginn

Im Gewebe

Bevor der Gichtkranke von seinem ersten Schmerzschub angefallen wird, lagerte sich bereits jahrelang nicht ausgeschiedene Harnsäure in seinem Körper ab, unbemerkt, „bis der Topf voll war".

Die Krankengeschichte eines Rheumatikers kann recht charakteristisch sein:

In der Jugend hatte er eine Reihe von Mandelentzündungen, später ab und zu nur Heiserkeit und Bronchitis; irgendwann befiel ihn ein Hexenschuß, Jahre später eine fieberhafte Gelenkentzündung mit Herzbeteiligung. Zwischendurch kam vielleicht ein Ischias und oft viel später das Steifwerden der Wirbelsäule oder der großen Körpergelenke, die ihn schließlich in ein Rheumabad führten.

Dieser Mensch wurde nicht erst jetzt von Rheuma befallen, sondern stufenweise, seit Jahren – nur eben in scheinbar zusammenhangloser Folge.

Im Verborgenen spielte sich ein Kampf zwischen dem Rheuma und dem befallenen Organismus ab. Der Wechsel der Erscheinungen im Leben eines Rheumatikers ist typisch. Von hier aus wird verständlich, warum eine tiefgründige Behandlung solch langzeitigen Geschehens Zeit und Geduld braucht.

Wissenschaftlich bewiesen?

Warten Sie nicht auf den wissenschaftlichen Nachweis der Zusammenhänge. Er ist schwierig und dürfte noch viel Forschungsarbeit beanspruchen.

Immerhin verfolgen Biochemie und Immunologie interessante Spuren bis ins Innerste des Zellstoffwechsels hinein. Ernährungsabhängige Veränderungen an den Blutgefäßen, im Bindegewebe, in der Muskulatur und in den weichen Gelenkkapselanteilen sind mit Hilfe des Elektronenmikroskopes in letzter Zeit sichtbar geworden.

➔ Packen Sie Ihr Schicksal unproblematisch an, bevor es zu spät ist! Lassen Sie sich durch Menschen ermutigen, die den praktischen Weg einer Stoffwechsel- und Ernährungskorrektur gegangen sind.

1.3 Verschlackung

Wir brauchen einen Leitfaden für unser Handeln. Warum sollten wir nicht auf die uralte Weisheit von der Verschlackung des Körpers und seiner möglichen Entschlackung bauen? Sie ist einfach und kommt aus der Erfahrung. Die Vorstellung ist nach wie vor brauchbar.

Das bildhafte Wort „Verschlackung“ stammt vom Ofen. Wer ihn immer nur auffüllt, aber kaum reinigt, braucht sich nicht zu wundern, wenn er verschlackt, verrußt und immer weniger Wärme spendet, auch wenn man immer mehr hineinsteckt. Hier hilft nur ein gründliches Entrußen und Entschlacken.

Ablagerung

Der menschliche Körper ist wesentlich komplizierter angelegt als ein Ofen. Aber auch er hat nur eine begrenzte Aufnahmefähigkeit für Stoffe, mit denen er im Laufe seines Lebens fertig werden muß, einerlei, ob es Bakterien, Gifte, Virustoxine, Fremdstoffe jeglicher Art oder ein Übermaß an Nahrung ist. Was nicht verarbeitet, „verstoffwechselt“ werden kann, wird im Bindegewebe aufgefangen, vernichtet oder gespeichert. Das Bindegewebe findet sich als Zwischengewebe in allen Organen, auch in den Blutgefäßen, in der Muskulatur und in der Gelenkkapsel. Solange dieses „Organ“ funktioniert, geht alles gut – jahre- oder jahrzehntelang.

Überempfindliche Reaktionen

Doch eines Tages verändert der Verschlackungsprozeß die Bindegewebszellen. Der Körper wird überempfindlich gegenüber den dort abgelagerten Giftstoffen, ja sogar gegenüber den veränderten eigenen Körperzellen.

Auslösung

Dann bedarf es nur noch eines Wetterwechsels, einer Erkältung oder einer Durchnässung, um eine rheumatische Reaktion auszulösen. Nur scheinbar kommt das dann aus heiterem Himmel.

1.4 Überwachungsdienst

Vorher

Wie auch die Zusammenhänge sein mögen, der noch Gesunde sollte sich von Zeit zu Zeit befragen

- ob sich sein Körper in der von der Natur gedachten Ordnung befindet,
- ob er Kälte noch mit Wärme beantworten kann oder mit einer Erkältung,
- ob er auf Hitze sinnvoll mit Schwitzen oder mit einem Wärmestau reagiert.

Er sollte täglich, mindestens aber wöchentlich prüfen,

- ob er seinen Muskeln und Gelenken eine zusätzliche Belastung zumuten kann; erst dann darf er seiner Leistungsreserven sicher sein;
- ob Herz, Kreislauf und Atmung auch dann noch alles hergeben, wenn der Alltagstrott durchbrochen werden muß, weil eine ungewohnte Anforderung gestellt wird.

Nicht zuletzt haben wir es alle nötig, uns auf das rechte Maß bezüglich Nahrungsaufnahme und Energiebedarf, von Einfuhr und Ausfuhr, Einlagerung und Ausscheidung zu besinnen.

Umkehr

Wieviel mehr bedarf der Erkrankte dieses Nachdenkens und Prüfens!

Seine Funktionen sind im Laufe der Jahre eingeengt, und zwar: Nicht nur seine Bewegungsabläufe, sondern auch und vor allem seine Stoffwechselabläufe. Hier geht es dann nicht mehr nur um Besinnung und leichte Korrektur. Hier ist gegenüber der jahrelangen Einlagerung, Vergiftung und Verschlackung der drastische Eingriff, die Umkehr und die Neuordnung aller Lebensabläufe unerläßlich.

Der Körper selbst übernimmt staunenswerte Reinigungs- und Reparaturarbeiten, wenn man ihm die Voraussetzungen dazu schafft, und das Leiden nicht schon das Stadium des Unkorrigierbaren erreicht hat.

1.5 Selbsthilfe einmal anders

Was Sie über Rheumabehandlung wissen sollten, erfahren Sie durch Ihren Arzt, während eines Kuraufenthaltes, durch die Selbsthilfegruppen der Rheumaliga und durch Bücher, die Ihnen das Verständnis für Ihr Leiden öffnen und zum Selberhandeln anregen (☞ Bücherliste).

> ➔ Dieses Buch will Hilfe zur Selbsthilfe für die Bereiche Ernährung, Stoffwechsel, Verdauung und Ausscheidung anbieten.

Zähne sanieren

Den Schmerz können Sie durch sinnvolle Anwendungen lindern, die Bewegungseinschränkung durch richtig dosierte Bewegung überwinden. Einen giftstreuenden Zahnherd sollte man entfernen – auch wenn er nicht allein für das Leiden verantwortlich gemacht werden kann.

Durch die Stoffwechselbrille sehen

Es lohnt sich, Schmerz und Bewegungseinschränkung auch vom Stoffwechsel her zu betrachten:

Ein entgiftetes und entschlacktes Gewebe wird frei von dem Schmerz, der durch Stoffwechselreste und Stoffeinlagerungen im Gewebe zustande gekommen ist. Dieser Schmerzanteil beträgt bei manchen rheumatischen Erkrankungen nur 10 oder 20%, bei anderen jedoch 50% und mehr. Bei „Zellulitis", Pannikulose oder dem Weichteilrheumatismus kann der stoffwechselbedingte Schmerzanteil 100% betragen. Die Blutuntersuchung ergibt oft kein Zeichen dafür, ob es sich um echten Rheumatismus oder um Gicht handelt. Wir sind sicher, daß es auch andere Formen solcher „Verschlackungsrheumatismen" gibt. Sie sind einer Ernährungsbehandlung sehr gut zugänglich. Fangen Sie an, die Verschlackung Ihres Körpers zu ändern!

Ausscheidung

Anregung zu ausgiebiger Bewegung bedeutet gleichzeitig Anregung zum Schwitzen (d.h. zur Ausscheidung) und Anregung zum Abbau der in der Muskulatur abgelagerten Schlacken. Die Ausscheidungsorgane Niere und Darm haben jetzt eine besonders wichtige Funktion.

Ausleitung

Die Pflege des Wärmehaushaltes ergibt nicht nur angenehme Durchwärmung und Schutz vor Kälte, sondern auch die richtige Betriebstemperatur in der Blutbahn und in den Körpergeweben, um Entschlackungs- und Entgiftungsvorgänge besser ablaufen zu lassen (Bäder, Packungen, Thermalschwimmen u.ä.).

Massagen haben nicht nur den Sinn, die Muskulatur zu lockern und die Gelenke beweglich zu machen, sondern auch den, im Gewebe abgelagerte Stoffe zu mobilisieren und der Ausscheidung zuzuführen. Die tastende Hand des Masseurs erlebt am ehesten, wie sich die Knötchen, Verklebungen, flächenhaften Verdichtungen im Gewebe mit den Schmerzzonen des Patienten decken. Sie sind weit rascher zu lösen, wenn man die Behandlung nicht allein mit Wärme, Bewegung und Packungen durchführt, sondern mit einer entschlackenden Ernährung und der Ausleitung über Haut und Darm verbindet.

Fütterungs- und Entsorgungssysteme in Ordnung halten

Offen gestanden: Ich verstehe nicht, warum diese Sicht in der Allgemeinbehandlung des chronisch Kranken noch immer so vernachlässigt wird. Wer sie in den Behandlungsplan einfügt, hat mehr Erfolg.

Die Fütterungs- und Entsorgungssysteme des Menschen beschränken sich nicht auf Mund, Darm und After, wie man gemeinhin annimmt; sie existieren ebenso in jedem Organ mit seinem von feinen Kanälchen durchzogenen Bindegewebe; dies gilt nicht minder für jede Zelle.

„Stoffwechsel": Die Stoffe wechseln zwischen Organzellen, Bindegewebe und Blutbahn.

1.6 Was heißt Heilung?

Die Endausheilung rheumatischer Krankheiten ist selten. Es gibt aber praktische Heilung im Sinne einer weitgehenden Beschwerdefreiheit: sie ist allerdings abhängig von der lebenslangen Sorge des Rheumatikers um die Funktionstüchtigkeit seiner Stoffwechselorgane. Das heißt:

Lebenslang

➔ Wer gelernt hat, Ernährung, Ausscheidung und Bewegung im bestmöglichen Gleichgewicht zu halten, kann gesunden und sich gesund erhalten. Wer „lebendig" geworden ist, hat auch die Aussicht „heil" zu sein.

Erlebte Besserungen ermutigen zum Weitermachen. Ein Stillstand im Fortschreiten der Erkrankung oder eine Verminderung der Schmerzmittelzahl sind beachtenswerte Ergebnisse der eigenen Bemühungen.

Solange sich ein Organismus noch ändern kann, lohnt sich der Aufwand. Je früher Sie beginnen, umso mehr erreichen Sie durch eine Ernährungsbehandlung. Wer in den Teufelskreis: Schmerz – Behinderung – Resignation – Trost durch „Lebensgenüsse" geraten ist, steht vor der schwierigen Entscheidung: So weiter oder Einschnitt und Umkehr?

Am eigenen Leibe habe ich die verheerenden Folgen einer Störung im Fütterungs- und Entsorgungssystem des Körpers erfahren.

15 Jahre lang war vergeblich versucht worden, einer chronischen Hauterkrankung mit Hilfe äußerlicher Mittel Herr zu werden. Da das Ekzem zeitweise große Teile meines Körpers überzog, fühlte ich mich körperlich und seelisch stark behindert. Bis mir ein Arzt sagte: Du mußt Deine Ernährung ändern und für eine bessere Ausscheidung sorgen. Ich habe heute eine vollkommen glatte und gesunde Haut. Dennoch bin ich nach wie vor ein Ekzematiker: Ich brauche nur drei Tage lang das Falsche zu essen, so fängt meine Haut an zu jucken, Bläschen zu bilden und zu nässen; in kurzer Zeit ist der Ausschlag wieder da. (Leider esse ich die krankmachende Nahrung ebenso gern wie die heilsame. Der Appetit funktioniert eben nicht als instinktsichere Bremse). Ich weiß inzwischen: Hier hilft nur unbedingter Verzicht und die Umkehr zur Heilnahrung, die meine Dauernahrung geworden ist. Die Haut wurde zum Barometer meines richtigen oder falschen Ernährungsverhaltens.

➔ Heilung hältst du in der eigenen Hand

1.7 Zwei Wege führen zur Heilnahrung

I. Die Kehrtwendung

➔	Fasten → Rohkost → Heilnahrung

Sie ist streng, aber tief befriedigend. Fasten ist der beste Einstieg in eine Ernährungsumstellung; er führt am schnellsten zum Erfolg.

Die Änderung bisheriger Ernährungsgewohnheiten gelingt am besten durch einen entschlossenen Stopp des Bisherigen und den Beginn „von unten her", vom Nullpunkt aus.

Fasten

Fasten heißt:

- totaler Nahrungsverzicht: nichts essen
- nur trinken: Tees, Obst- und Gemüsesäfte – verdünnt – und reichlich Wasser/Mineralwasser
- für Ausscheidung sorgen und
- viel Bewegung an frischer Luft.

Für 5 – 7 Tage mag das jedem gelingen, der neben gutem Willen ein wenig Mut hat, nicht schwer krank oder abgemagert ist. Vor „wildem Fasten" möchte ich warnen. Haben Sie keine Angst! Probieren Sie es – aber machen Sie es richtig! Es will gelernt sein.

Eine genaue Gebrauchsanweisung finden Sie in meinem Buch: „Wie neugeboren durch Fasten", Gräfe und Unzer Verlag München.

Fasten rührt den „trüben Bodensatz" von Entzündungsfolgen, Stoffwechselschlacken und degeneriertem Zellmaterial auf und räumt den „Müll" beiseite. Es ist seit Jahrtausenden die bewährteste Methode, Krankhaftes abzubauen und auszuscheiden. Fasten bedeutet für den Patienten einen tiefen Umbruch im Körperlichen wie im Seelischen.

Es ermöglicht den Verzicht, durchtrennt unsere alltäglichen Gewohnheiten. Sowohl in die Hartnäckigkeit des Leidens wie in die Verkrustung der Lebensgewohnheiten führt es zu einem heilsamen Einschnitt.

Rohkost / Frischkost

Der Übergang in eine Rohkostbehandlung (2 – 6 Wochen) fällt nach diesem Kurz-Fasten nicht schwer. Es geht weiter mit dem Abbau von Krankhaftem, während dem Körper schon reichlich Vitamine, Pflanzenfermente, Rohstoffe und unzerstörte Zellinformationen zum Aufbau angeboten werden. Die Rohkost erzieht zum Kauen, verändert Geschmackstraditionen, vermittelt Freude am Ursprünglichen und läßt das verlorene Nahrungsmaß wiederfinden. Rohkostkuren sind berühmt geworden.

Aktive Heilnahrung

Schließlich kommen wir zur aktiven Heilbehandlung, die lang genossen werden kann: 2 – 6 Monate oder besser lebenslang. Ihre Zusammensetzung und ihr Prinzip verstehen Sie, wenn Sie die nächsten Seiten lesen.

II. Die schrittweise Nahrungsumstellung.

➔ Zivilisationskost → Vollwertkost → Heilnahrung

Dies ist der vorsichtigere Weg – richtig für alle, die weder Fasten sollten noch Rohkost essen können. Er führt ein wenig langsamer zum gleichen Ziel.

Vollwertnahrung für alle

Über- und Fehlernährung bedürfen der Korrektur, wenn es um Gesundung gehen soll. Der erste Schritt führt von der Zivilisationskost – Traditionskost, bürgerliche Küche – zu einer modernen Vollwertnahrung, wie sie jeder gesunde Mensch heute ohnehin anstreben sollte.

Vegetarische Gesundkost

Der zweiter Schritt führt über den Verzicht auf Fleisch, Wurst und Fisch, Süßwaren und hocherhitzte Milchprodukte zur vegetarischen Vollwertnahrung: Man sorgt für ein ausgewogenes Eiweißangebot aus Gemüse, Früchten, Korn, Milchprodukten und Ei. Sie ist bereits Gesundkost, die lang genossen werden kann und die wesentlichen Veränderungen im kranken Organismus stufenweise, wenn auch langsam vollzieht. Fleischwaren werden übrigens nicht aus weltanschaulichen Gründen gemieden, sondern weil sie von Rheumatikern als ungünstig erlebt wurden.

Aktive Heilnahrung

Mit einem dritten Schritt gelangt man zur eigentlichen aktiven Heilnahrung. Ihre Wirkung beruht auf der noch größeren Konsequenz auf dem Weg vom „Nahrungsmittel“ zum „Lebensmittel“.

Hier geht es nicht nur um die Vermeidung ungünstiger bzw. schädlicher Nahrungsbestandteile, sondern vor allem um Zufuhr aktiv-lebendiger Substanz. Ihre Wirkung beruht auf den drei Grundsätzen:

- **So naturbelassen wie möglich:** Ohne eingreifende Verfahren hergestellt; so schonend wie möglich zubereitet; ohne chemische Schönungs- und Konservierungsmittel.
- **So frisch wie möglich:** Die Zeit zwischen Ernte, Kauf, Zubereitung und Verzehr sollte so kurz wie möglich sein. Frischsäfte und Rohkost verlieren erheblich an Wert und Geschmack, wenn man sie auch nur eine halbe Stunde stehen läßt.
- *Gesund vom Boden her:* Biologisch orientierter Land- und Gartenbau produziert gesündere und stabilere Pflanzen; sie schmecken besser und führen eher zur Gesundung als kunstgedüngte und mit chemischen Mitteln behandelte.

Zu ihrem hohen Sättigungs- und Befriedigungswert gesellt sich der bedeutende Heilwert dieser Ernährungsform.

Schließlich sei noch einmal deutlich gesagt: der noch so strenge diätische Eingriff bleibt sinnlos, wenn ihm nicht eine langzeitige Ernährungsumstellung folgt. Haben Sie keine Angst vor eigener Unzulänglichkeit. Der durch eine Nahrungspause gereinigte und entlastete Organismus verlangt von selbst nach gesunder Nahrung.

Übersicht

In einer Beilage zum Buch finden Sie eine Übersicht, die Ihnen Dreierlei deutlich macht; legen Sie sie vor sich hin:

- Wo stehe ich zur Zeit?
- In welchen Bereichen muß ich meine Nahrung ändern?
- Welche nächsten Schritte kann ich gehen?

➔ Die Übersicht „Nahrungsumstellung in zwei Schritten" wird der Kompaß für Ihren Weg in den nächsten zwei Jahren sein – oder für immer.

Hier sind zwei große Schritte aufgezeichnet. Gehen Sie den Weg der Nahrungsumstellung in vielen kleinen Schritten. Machen Sie sich einen eigenen Stufenplan!

Stufenplan

Zum Beispiel so:

1. Schritt: Ab heute keine Süßigkeiten mehr.
2. Schritt: Morgens Müsli probieren.
3. Schritt: Mit der Familie besprechen: anderes Brot probieren, d.h. Vollkornbrot, wer kauft was – wo – ein?
4. Schritt: nur noch 3 Mahlzeiten täglich, zwischendurch trinken.
5. Schritt: ....

Zunächst also: Papier und Stift für die Planung in die Hand!

Ob Kehrtwendung oder schrittweise Nahrungsumstellung – gehen Sie den Weg, der Ihrer Krankheitssituation angemessen ist und Ihrem Wesen am ehesten entspricht. Gehen Sie den Weg, den Ihre Berufs- oder Familiensituation erlaubt. Aber gehen Sie den Weg mutig zu Ende; zaghafte Schritte bringen Sie nicht vorwärts.

1.8 Wer - wann - was?

Diätklinik

Medikamente werden dosiert, d.h. sie werden dem Menschen und seinem jeweiligen Krankheitszustand genau angepaßt. Heilnahrung gehört beides in die Hand des darin erfahrenen Arztes. Leider jedoch sind die meisten Ärzte in dieser Art von Diätetik nicht ausgebildet. Ideal ist es, wenn Sie während eines Heilverfahrens in einer ärztlich geleiteten Diätklinik oder einem guten Diätkurheim einmal durch die vielen Möglichkeiten der Ernährungsbehandlung geführt worden sind.

Gleichzeitig lernen Sie dort, wie man eine Heilkrise überwinden kann. Mit solchen Erfahrungen ausgerüstet ist es ein leichtes, auch zu Hause strenge Diättage zu machen oder die begonnene Ernährungsumstellung fortzuführen. Es muß allerdings zugegeben werden, daß es in Europa nur wenig Häuser dieser Art gibt (siehe Lützner „Wie neu geboren durch Fasten", Gräfe und Unzer Verlag München). Deshalb fangen Sie einfach damit an, sich selbst zu helfen.

Selbsthilfe

Je strenger und radikaler der Ernährungseinschnitt, desto intensiver sind Entlastung, Entgiftung und Heilreiz, desto rascher der Erfolg. „Intensivdiätetik" – Fasten und Rohkost – setzt eine noch vorhandene gute Grundgesundheit und meist auch einige Gewichtsreserven voraus. Sie ist eher für jüngere als für ältere Menschen geeignet.

➔ Fasten bedarf einer sehr genauen Anweisung und exakten Durchführung.

Sie finden sie bis in alle Details in meinem kleinen Buch: „Wie neugeboren durch Fasten“ (Gräfe und Unzer Verlag München). Es wurde eigens für ein Selbstfasten geschrieben und ist in jeder Buchhandlung zu haben.

Im Schub, bei Fieber

Je akuter eine Erkrankung, desto strenger muß man sie behandeln. Beim fieberhaften, rheumatischen Schub fastet man solange der Appetit fehlt. Der sich regende Hunger ist das beste Zeichen, daß der Körper jetzt Nahrung verwerten kann. Dann ist eine vorsichtig gestaltete Aufbaukost ratsam; auch sie wird im Fastenbuch geschildert.

Im Gichtanfall

Während eines akuten Gichtanfalls sollte man nur Rohkostsalate (☞ Seite 47) und Obst essen und viel Tee oder Wasser trinken.

Bei chronischer Krankheit langzeitig!

Je langwieriger ein Krankheitsprozeß ist, desto mehr kommt es auf langdauernde Ernährungsumstellung an. Hier kann ein kurzes Fasten der rechte Auftakt sein. Wesentlich ist die mehrwöchige strenge Rohkost (☞ Seite 42) und schließlich eine rohkostreiche Heilnahrung (☞ Seite 52) – für ein viertel, ein halbes oder auch ein ganzes Jahr. Manches schwere Rheuma, manche Gicht sind allein damit schon wesentlich gebessert worden, daß man von Heilung sprechen kann. Frühformen können ausheilen.

Anfällig?

Der Rheuma- oder Gichtanfällige sollte eine Umstellung von der denaturierten Zivilisationskost auf eine vegetarische Vollwertnahrung vornehmen.

Nach „Diätsünden“ – nach unvermeidlichen Diners, Festen oder Hotelkost – sind einzelne Entlastungstage sehr geeignet: der Obst- oder Reistag, der Kartoffel-, Sauerkraut – oder Rohkosttag. Übergewicht, Bluthochdruck oder Herzüberlastung werden wohltuend reguliert durch wöchentlich ein bis zwei Entlastungstage (☞ Seite 44).

Im Beruf

Berufsarbeit und Fasten vertragen sich nur unter bestimmten Voraussetzungen (☞ Fastenbuch). Jede körperliche Hetze, jede nervlich-seelische Belastung erschweren ein Fasten. Der Berufstätige mildert die Strenge seiner Entlastungstage oder der Rohkost durch Hinzunahme von Milch, etwas Knäckebrot oder einigen Nüssen. Eine langzeitige Heilkost kann jeder durchführen, selbst wenn er zu den körperlich Schwerarbeitenden gehört. Sie kann als kalorienarme Reduktionskost (☞ Seite 52) genommen werden. Die Tatsache, daß der Hauptteil der Nahrung unerhitzt bleibt, macht den Heilwert dieser Kost aus.

Grenzen

Die Grenzen strenger Diät – des Fastens, häufiger Entlastungstage oder strenger Rohkost – liegen beim Körpergewicht. Der Untergewichtige ist dicht an der Erschöpfung seiner Reserven; er würde bei kalorienreduzierten Kostformen zuviel an lebenswichtiger Substanz verlieren. Die Grenzen der Rohkost liegen dort, wo sie von einem geschädigten oder nicht mehr voll leistungsfähigen Verdauungsapparat nicht genügend verwertet werden kann oder wo ein lückenhaftes Gebiß nicht mehr imstande ist, Rohkost gründlich zu kauen. Das ist häufig bei älteren Menschen der Fall. Hier begnügt man sich mit frischgepreßten Obst- oder Gemüsesäften, Weizenkeimen oder auch Pflanzenpreßsäften als Ergänzung und Aufwertung der täglichen Nahrung.

Bei jeder Kostveränderung kann auch der Gesunde an die Grenzen der Nahrungsverträglichkeiten stoßen. Wer nicht gewöhnt war, Rohkost oder Vollkorn zu essen, erlebt häufig in den ersten 1 – 3 Wochen einen Blähleib, Völlegefühl, Verstopfung oder Durchfall als Zeichen von Umstellungsschwierigkeiten.

Jede Umstellung braucht Geduld.

Gewöhnen Sie deshalb Ihren Körper schrittweise an die andere Nahrung. Denken Sie aber bitte daran, daß die Bekömmlichkeit jeglicher Speisen vom Nahrungsbedarf Ihres Körpers und vom richtigen Essen abhängen. Im übrigen dürfen Sie schlicht darauf vertrauen, daß die Umstellung nicht nur für Ihre Heilung, sondern auch für Ihr späteres Leben eine wesentliche Erfahrung sein wird.

Wenn Sie mit klarer Konsequenz ans Werk gegangen sind und die ersten 3 Wochen überstanden haben, dann ist das scheinbar so Schwere schon Kinderspiel, und weitere 3 Wochen später ist alles bereits zur neuen Gewohnheit geworden, an der man dann ebenso hängt wie an der alten.

1.9 Ernährung ohne tierisches Eiweiß

Immer häufiger erfahre ich von Rheumakranken, daß sie nicht nur auf Fleisch, Wurst oder Fisch reagieren, sondern auch auf Milch, Käse, Eier und auf alle Speisen, die mit ihnen bereitet wurden. Bei einer Umfrageaktion wurde eine Verschlimmerung des Leidens nach Milchprodukten und Ei bei 17% angegeben.

Dahinter kann sich eine Milchallergie verbergen, die sich an den Gelenken auswirkt. Es kann jener Teil einer Verschlackungskrankheit sein, bei dem z.B. erhitztes Milcheiweiß nicht vollständig verdaut, jedoch aus dem Darm aufgenommen und wie ein Fremdeiweiß im Bindegewebe abgelagert wird.

Die Konsequenz heißt: Weglassen, was schadet!

Eiweiß aus Pflanzen genügt

Kann der Mensch ohne Fleisch, Fisch, Milch, Eier – ohne tierisches Eiweiß – leben?

Ganz gewiß: Ganze Bevölkerungsgruppen pflegen aus ethischen Gründen eine Vegan-Ernährung ihr Leben lang und sind gesund, leistungsfähig und fröhlich.

Die seit Jahrhunderten bekannten Beispiele belegen die Tatsache, daß der Mensch sehr wohl allein von pflanzlicher Nahrung gedeihen kann – nicht anders als Pferde, Rinder, Affen oder Gazellen und die zahlreichen anderen Tiere, die sich ausschließlich von Pflanzen, Früchten und Samen ernähren.

Über die Eiweißergänzung zur Vollwertigkeit der Nahrung siehe Seite 59 und 106.

Rezepte für die Küche ohne tierisches Eiweiß finden Sie auf den Seiten 104-135.

1.10 Essen will gekonnt sein

In unserem Buch „Richtig essen nach dem Fasten“ (☞ Bücherliste) finden Sie Anregungen zu einer heilsamen Eßkultur. Hier die wichtigsten Regeln:

Eßkultur

- Der Körper braucht **weniger** als wir meinen.
- Je vollwertiger die Kost, desto eher sättigt und befriedigt sie.
- Langsam essen, gründlich **kauen.** Das erst schließt die feinen Geschmackswerte der Vollwertkost auf, bereitet die Nahrung für eine gute Verwertung vor, und sie bekommt dann auch. „Gut gekaut ist halb verdaut“.
- Essen genießen statt hinunterschlingen.
- Zeit nehmen! **Bewußt** und gesammelt essen. Zeitung, Fernsehen oder ablenkendes Gespräch haben jetzt Pause.
- Eßplatz vorbereiten: Schön gedeckt, warm, gemütlich.
- Nie nebenbei oder zwischendurch essen; auch die Verdauungsorgane brauchen **Pausen.** Diese sollen etwa 5 Stunden betragen.
- Trinken in der Nahrungspause!

Im Umgang mit vollwertiger Heilnahrung werden Sie erfahren:

Wenig mit Freude ist weit mehr als Viel in Hast und Gier. Das verlorene Nahrungsmaß, die Sättigungsgrenze und das Gefühl tiefer Befriedigung können bei dieser Gelegenheit wiedergefunden werden.

Jeder Luxuskonsum ist unnötig; wozu auch, wenn er nur schadet?

Nikotin und Alkohol sind während einer Ernährungsbehandlung selbstverständlich **verboten;** sie haben da keinen Platz. Wenn Sie gesund geworden sind, läßt sich darüber nachdenken, in welchem Rahmen und in welcher Menge Genußmittel ihren Sinn haben.

Trinken

Kaffee und Schwarztee können in kleinen Mengen zur Anregung nützlich sein.

Zum Durstlöschen verwenden Sie lieber Wasser, Mineralwasser, Kräutertees oder Korn-Kaffee.

Keine Konzessionen! Weder an die eigenen alten Gewohnheiten noch an anderer Leute Meinung – beide können Ihnen nicht helfen.

Genießen Sie dafür anderes: Gutes Buch, Musik, Theater, Luft, Sonne, Landschaft.

Zur Ernährung gehört die Ausscheidung.

Der Darm ist das größte Ausscheidungsorgan, das wir haben. Seine innere Oberfläche ist mit 200 qm hundertmal größer als die äußere Körperoberfläche eines Menschen (2 qm Haut). Entscheidend für den Entgiftungs- und Heilungsvorgang ist die regelmäßige Entleerung des Darmes: beim Fasten mindestens jeden zweiten Tag, im Fieber und während eines entzündlichen Rheumaschubs täglich mindestens einmal durch den uralten und immer wieder bewährten Einlauf. Wie er gemacht wird und auch andere Entleerungshilfen finden Sie in meinem Fastenratgeber. Die richtige Vollwertkost allerdings sollte zu einem regelmäßigen und ausgiebigen Stuhlgang verhelfen.

1.11 Fasten und Ernährung als Schmerzmittel

Wissenschaftlich belegt

Stoffwechselkrankheiten sind häufig mit allerlei Schmerzzuständen verbunden; dies erfahren wir als Fastenärzte täglich. Die Patienten nennen es „Rheuma", wir haben viele verschiedene Diagnosen bereit, je nachdem wo der Schmerz sitzt.

In einer **Zweijahresstudie** haben wir registriert, wie sich diese Schmerzen auf Fasten in der Klinik und Ernährungsumstellung zuhause verhalten.

Von 264 Übergewichtigen mit vielerlei Kopf-, Gelenk- und Weichteilschmerzen wurde schon während des 4-wöchigen Heilverfahrens von den meisten, nämlich 257, eine auffällige Entschmerzung erlebt. 125 Patienten, also die Hälfte, berichteten noch nach 2 Jahren bei einer Nachkontrolle in der Klinik von einer dauerhaften Verminderung ihrer Schmerzbelastung, und sie gehörten zu jenen 50% der Patienten, die ihre Ernährung umgestellt hatten.

Schmerz kann also stoffwechselbedingt sein. Auch in der Schmerzpalette „des Rheumakranken" finden wir diesen Anteil: niemand allerdings weiß, wieviel Prozent seines Schmerzes ernährungsabhängig ist. Auch ein Labor oder ein medizinischer Test kann uns das nicht sagen. Erst die diätetische Entschmerzung läßt eine Aussage über den Grad der individuellen Ernährungsabhängigkeit zu.

Also: erst tun, dann wissen.

Vorteil: Eine Ernährungsumstellung hat noch niemandem geschadet.

2. Fallberichte

Frühzeitig gehandelt

Sabine E., 20 J. alt, in der Ausbildung zur Masseurin und medizinischen Bademeisterin, schreibt in einem Brief:

„Vor 3 Jahren bemerkte ich ein Anschwellen meiner Füße und Beine, später fingen Schmerzen im Großzehengrund- und im Daumensattelgelenk an, so daß der Arzt auf eine Gicht tippte. Die hierfür verordneten Medikamente linderten die Schmerzen, konnten aber nicht verhindern, daß weitere Gelenke anfingen zu schmerzen und steif zu werden.

Meine Freundin Ingrid erzählte mir von Rohkost und Vollwertnahrung. Nach zwei Tagen konsequentem Essen ließen die morgentlichen Schmerzen in den Sprunggelenken nach, und meine Finger ließen sich fast normal bewegen. Jedoch fiel ich bald wieder in meine alten Eßgewohnheiten zurück, und alles begann von neuem. Eine Blutuntersuchung zeigte, daß ich keine Gicht hatte, jedoch eine entzündliche Gelenkerkrankung. Eine genaue Diagnose sei noch nicht möglich, eine Therapie deshalb auch nicht nötig bzw. möglich

Eine Freundin half mir weiter. Sie schenkte mir ein Buch, und ich ernährte mich exakt nach der Anleitung. Es fällt mir leicht, mich ganz anders zu ernähren, da ich spüre, daß es meinem Körper bekommt. Auch ist man nach dem Essen nicht so überfüllt und müde, sondern wach und leistungsfähig.

Nach über 5 Monaten bin ich jetzt in der Lage zu wissen, was mir bekommt und was nicht. Spätestens 7 Stunden, nachdem ich Fleisch oder Wurst gegessen habe oder mich zu einem Eis verführen ließ, fangen meine Gelenkbeschwerden von neuem an. Heute jedoch fühle ich mich gesund und bin stolz, daß ich diesen Sprung geschafft und meine alten Gewohnheiten besiegt habe."

Fasten und Ernährung als Schmerzmittel

Pfarrer R.-E.H. berichtet:
„Meine Polyarthritis begann vor 5 Jahren und wurde in der üblichen Weise medikamentös behandelt: Prednisolon, Voltaren, Goldspritzen. Seit anderthalb Jahren habe ich auf eine frischkostreiche Vollwertnahrung umgestellt – meine Frau und meine Kinder machen mit – und seither brauche ich keine Medikamente mehr. Kürzlich habe ich eine Woche lang gefastet. Erstaunlich: In allen Gelenken war Ruhe, und die sonst übliche Morgensteife war wie weggeblasen. Ich kann wieder kräftiger zupacken. Die neue Kost schmeckt mir, selbst die gekeimten Weizen- oder Roggenkörner, über die ich früher nur gelacht hätte. Auch wenn eine Ausheilung meiner PcP nicht möglich ist, weiß ich doch, daß sie ein brauchbarer Ermahner zu einer vernünftigen Lebensweise auf Dauer sein wird. So kann ich sie positiv aufnehmen."
Rheumatologische Diagnose: **Seronegative juvenile chron. Polyarthritis** seit 15 Jahren

Frau U.G., 27 Jahre alt, MTA:
Beginn mit dem 12. Lj. nach einem Schwimmwettkampf mit einem fieberhaften Gelenkrheumatismus. Jährlich monatelange Krankenhausaufenthalte. Goldtherapie, Imurek, Metalcaptase, Azulfidine, seit 1973 Cortison. Synovektomie im re. Hüftgelenk 1984.

Erste Ernährungsveränderung vor 8 Jahren: Verzicht auf Fleisch und Wurst, seit 2 J. auch auf Zucker, dafür täglich Frischkornmüsli, zweimal im Jahr eine Woche Saft-Fasten, zunehmend mehr Rohkost.

Frau G. fühlt sich seither wohler, kommt mit 5 mg Urbason täglich aus, ist voll arbeitsfähig und hat nur noch selten akute Schmerzschübe.

Gicht seit 8 Jahren

39jähriger Facharbeiter hatte ziemlich viel Fleisch und Wurst gegessen, die mit Hilfe von zwei oder drei Schnäpsen verdaut werden mußten. Bier war sein Durstlöscher. Er hatte im Laufe der Jahre nicht nur eine Gelenkgicht, sondern auch eine Gichtniere bekommen und klagte oft über schmerzhafte Ausscheidung von „Nierengrieß" = Harnsäurekristalle. Obwohl er seit Jahren und regelmäßig 300 mg Allopurinol, das bekannteste Gichtmittel, nahm, hatte er laufend sehr schmerzhafte Gichtanfälle in beiden Händen, Füßen und z.T. auch in den Schultergelenken. Später kam es zum Dauerschmerz, der drei Tabletten Voltaren 50 pro Tag nötig machte.

Ernährungsbehandlung in der Klinik: 18 Tage Fasten, anschließend 3 Wochen vegetarische Kost mit hohem Rohkostanteil. Während des Fastens gab es zwei akute Gichtanfälle im li. Großzehballen und im re. Knie (trotz Weiternahme von Zyloric). Dann aber kommt es zur vollen Entschmerzung und zum möglichen Verzicht auf alle Medikamente. Der Patient kann wieder schlafen, ist glücklich, die ihn seit Jahren existentiell bedrohende Erkrankung überwunden zu haben. Von Seiten des Harnsystems gibt es keine Beschwerden mehr. Die Blutharnsäure hat sich auch nach Absetzen der harnsäuresenkenden Medikation normalisiert.

Der seit 5 Monaten arbeitsunfähige Patient kann als voll arbeitsfähig entlassen werden. Er nimmt sich fest vor, seine Ernährung zuhause und seine Trinkgewohnheiten grundsätzlich zu ändern.

Kommentar: Die durch die Nahrung zuviel aufgenommene Harnsäure lagert sich im ganzen Körper ab, nicht nur in den Gelenken und auch später nicht nur in der Niere. Zu Krankheitserscheinungen kommt es erst nach einer Fehlernährung von 10 oder 20 und mehr Jahren. Dieser Prozeß wird durch jede Art von alkoholischen Getränken gefördert; sie erschweren die Harnsäureausscheidung.

Daß sich Harnsäure auch in der Haut, im Bindegewebe und in der Muskulatur ablagert, war bei diesem Mann besonders eindrucksvoll zu erleben: Bei Injektionen von Schmerzmitteln verursachte die Nadel ein knirschendes Geräusch in den oberflächlichen und tiefen Gewebsschichten: ein Zeichen dafür, daß dort Harnsäureinkrustationen auch außerhalb der Gelenke abgelagert sind.

Beispiel einer Mehrfacherkrankung

Frau D. Pf. ist 52 J. alt, frühzeitig berentet, jetzt Hausfrau. Sie berichtet im Dezember 1987:

Es ist mir ein Bedürfnis, nach fast 22 Jahren schwerer Erkrankung an PcP meine Erfahrungen mitzuteilen.

1960 erlitt ich über Nacht meinen ersten fürchterlichen rheumat. Schub: Von den Zehen bis zum Kopf blieb fast kein Gelenk verschont; ich war bewegungsunfähig und hätte vor Schmerzen schreien können. Die darauf folgenden Jahre verbrachte ich – überwiegend ans Bett gefesselt – zuhause oder in Krankenhäusern. Die qualvollen Akutschübe wollten kein Ende nehmen. Die Ärzte versuchten alles Erdenkliche, jedoch ohne anhaltenden Erfolg.

1971 kam ein hoher Blutdruck hinzu, 1981 eine Herzmuskelentzündung, Sehnenscheiden- und Nervenentzündung, ab 1982 Augenentzündungen (Iritis), die sich fast jährlich wiederholten und mit Gelenkschüben einhergingen. Ich bekam damals viel Cortison: 240 mg, dann absteigend 120, 80, 40 mg pro Tag. Immer mehr Medikamente mußte ich einnehmen, bis mein Magen streikte; ich konnte nur noch Breikost zu mir nehmen. Mein Leben wurde zur Qual. Nicht nur ich, auch meine Familie waren oft verzweifelt.

Im März 1983 kam ein Hoffnungsschimmer. Als Mitglied der Deutschen Rheumaliga bekam ich eine Einladung zu einem Vortrag: „Rheuma und Gicht, Selbstbehandlung durch Ernährung"; er war von der AOK organisiert. Mein Mann fuhr mich da hin. Spontan entschlossen wir uns, unsere Ernährung auf tierisch-eiweißfreie Vollwertkost umzustellen. Mein Mann besorgte mir Bücher, eine Getreidemühle und ein Keimgerät; er stand mir tapfer zur Seite. In den folgenden Monaten aß ich nur noch Frisch- bzw. Rohkost. Wegen der Medikamente konnte ich vieles nicht vertragen und hatte Blähungen. Das Durchhalten fiel mir schwer; mein Mann bestärkte mich jedoch durchzuhalten.

Zunächst regelte sich meine Verdauung; ich war seit Jahren verstopft. Ich verlor 15 kg an Übergewicht innerhalb eines halben Jahres. Mein hoher Blutdruck, meist 200/100 mmHg, sank fast auf Normalwerte. Die rheumat. Schübe kamen in größeren Abständen und nicht mehr mit voller Wucht; es entzündeten sich nur die Gelenke, welche ich überanstrengt hatte. Die oft heftigen Migräneanfälle sind verschwunden. Ich brauchte viel weniger Medikamente und kann auf Cortison verzichten. Ich hatte mehr erreicht, als ich zu hoffen wagte.

Zurückgeblieben sind Deformationen an beiden Vorderfüßen und den Fingern der linken Hand sowie eine schmerzhafte Osteoporose der Wirbelsäule und ein Herzfehler mit wiederkehrendem Rhythmusstörungen. Ich weiß, daß ich das hinnehmen muß. Jedenfalls habe ich meine Lebensfreude wiedergewonnen, kann kleine Spaziergänge machen und leichte Hausarbeiten bewältigen. Meine Interessen und Lebensansichten änderten sich. Das Leben ist wieder lebenswert.

Kommentar: Die Verträglichkeit von Rohkost kann in der Umstellungsphase Schwierigkeiten bereiten. Gehen Sie so vor: Frischkornschrotbrei von Seite 66 als Grundlage, zunächst reifes Obst hinzugeben, später statt Obst kleine Mengen feingehacktes Rohgemüse; dessen Menge wird langsam gesteigert. Blattsalate als Vorspeise.

Alle sechs Erkrankungen dieser Frau waren ernährungsabhängig!

Seropositive chron. Polyarthritis und Asthma bronchiale

Frau W.B., 52, Postbeamtin, Allergieneigung in der Familie.
Schon als Kind hatte die Patientin ein Ekzem und war sehr anfällig gegenüber Erkältungen. Seit dem 25. Lj. Polyarthritis mit schleichendem Beginn, ab 35. Lj. Heuschnupfen, Kieferhöhlenentzündungen und schließlich Asthma bronchiale.
1976 erstes Fasten von 21 Tagen in einer Fastenklinik: sehr guter Erfolg, Gelenke beschwerdefrei. Anschließend anderthalb Jahre frischkostreiche Vollwertnahrung ohne tier. Eiweiß. Frau B. war 5

Jahre lang frei von Gelenkschmerzen und frei von rheumat. Schüben.

1984 Krankenhausbehandlung wegen lebensbedrohlichen Asthmas.

1985 radikale Zahnsanierung, anschließend zweimal Ernährungstherapie in einer Fachklinik mit guten Ergebnissen im Hinblick auf Rheuma und Asthma. Die strenge Ernährung zuhause kann nicht eingehalten werden, deshalb erneute Verschlechterung beider Krankheiten und deshalb langzeitig Decortin, Azulfidine und Voltaren.

6 Wochen Fachklinik für ernährungsabhängige Krankheiten. Ein schweres Dauerasthma zwingt zunächst zur Erhöhung der Decortindosis. Mit 24 Tagen strenger Frischkost ohne tier. Eiweiß und Bettruhe kann der „Status Asthmaticus" beendet und die Decortindosis von 30 mg schrittweise auf 5 mg vermindert werden. Parallel zur Entschmerzung aller Gelenke kann auch auf Azulfidine und Voltaren verzichten werden. Mit erweiterter Frischkost (1200 Kcal. – weiterhin ohne tier. Eiweiß) kann die Patientin ihren Bewegungsraum so erweitern, daß sie schließlich 3 Stunden im bergigen Gelände ohne Atemnot und ohne Gelenkbeschwerden gehen kann. Seit Wochen kann sie wieder schlafen. Die von der Patientin beklagte Wesensveränderung mit depressivem Charakter weicht einer erstaunlichen Lebendigkeit und geistigen Aktivität.

Kommentar: Sowohl das Asthma als auch die Gelenkerkrankung ist bei dieser erheblich durch Allergieneigung belasteten Frau ernährungsabhängig. Sie hat erfahren, da es nicht nur Fleisch und Wurst, sondern auch Milchprodukte und Zucker sind, die zu einer Verschlimmerung führen.

Die schrittweise Ernährungsumstellung zuhause war das Wesentliche. In schwerer Krankheit half nur die einschneidende und kompromißlose Ernährungsbehandlung in der Fachklinik in der Hand diäterfahrener Ärzte.

Die Kunst des Küchenteams und die praktischen Tips aus der Lehrküche ermöglichten der Patientin, dann zuhause mit neuen Ideen und neuem Mut ihr Gesundheitsschicksal wieder selbst in die Hand zu nehmen.

Oft ist es schwer, den **Anteil der Ernährungsabhängigkeit** von anderen Auslösern einer Polyarthritis zu unterscheiden. Daß auch seelische Probleme das Leiden verschlimmern können, möge der folgende Fall zeigen:

Frau E.W., 52, Hausfrau. Seit 17 J. besteht eine Primär chronische Polyarthritis; langsam sich verschlimmernder Verlauf in halbjährlichen Schüben. Vor 2 Jahren fast rollstuhlreif.

Damals, im Mai 1985, habe sie ihre Ernährung auf Vollwertkost umgestellt; sie esse kaum tierisches Eiweiß, nur wenig Weichkäse, wenig Sahne und Butter. Dreimal kurzes Fasten zuhause brachte jeweils eine prompte und deutliche Besserung; die Ernährungsumstellung insgesamt habe sie soweit wieder hergestellt, daß sie in diesem Sommer eine dreiwöchige Fahrradtour unternehmen konnte.

Also doch allein ernährungsabhängiges Rheuma? Frau W. beobachtete genau: Dem ersten Schub vor 17 J. sei eine Ehekrise vorangegangen, auch dem ersten Schub nach vier beschwerdefreien Jahren. Sie habe sich von ihrem Mann nicht anerkannt, aber sehr abhängig gefühlt.

Während eines 19-tägigem Fastens in der Klinik kam es zunächst zur Besserung des Allgemeinbefindens und der Gelenkbeschwerden, kurz vor der Abreise aber zu einem akuten rheumatischen Schub in den Fingergrundgelenken – wieder in Zusammenhang mit neu aufgebrochenen, schweren Belastungen ihrer Ehe.

Also nicht ernährungsabhängig? Doch, nur nicht allein.

Arthrosen /Spondylosen

Unter diesen Begriffen versteht man eine degenerative Veränderungen der Gelenke und der Wirbelsäule. Man nennt sie „Verschleißerscheinungen", obwohl sie in unserer Zeit recht häufig gerade bei den Menschen auftreten, die gar keine schwere Arbeit hatten, wohl aber eine Über- und Fehlernährung.

Daß sie auch ernährungsabhängig sind, zeigt unsere Umfrage in „mobil" von 1982. Dort antworteten 50% der Arthrosekranken, daß sie eine Verbesserung ihres Leidens durch eine Ernährungsumstellung erlebten. Selbst in höherem Alter ist das noch möglich, wie wir durch Briefe erfahren.

Eine *66jährige Dame* schreibt 7 Jahre nach ihrem ersten Fasten von 14 Tagen und 10 Tage vegetarischer Kost in der Klinik: „Ich habe keine Rheumabeschwerden mehr, wenn ich mich an die Rheumadiät halte. Nur wenn ich nachlässig werde, stellen sich Beschwerden ein, die dann durch Fasten und Ernährungsumstellung zu beseitigen sind. Ich faste im Jahr zwei- bis dreimal je fünf Tage und bleibe bei meiner Rheumadiät. Schwimmen, Wandern, Radfahren und Atemübungen pflege ich regelmäßig. So bleibe ich beschwerdefrei."

Und eine 70jährige schreibt ein halbes Jahr nach einer ambulanten Fastenwoche mit Ernährungsberatung: „Noch immer habe ich die vollkommene Schmerzfreiheit und Beweglichkeit in meinen Handgelenken. Ich hatte mich schon so an den mißlichen Zustand gewöhnt, daß ich mir eingeredet hatte, ich müßte halt damit leben, es wäre halt mein Schicksal. Sie (die Fastenleiterin) haben mir einen Weg gezeigt, wie man auch als älterer Mensch auf ganz natürliche Weise sich eine bessere Lebensqualität selbst schaffen kann. Daß dies allein durch 5 Tage Fasten und eine rohkostreiche Vollwerternährung möglich war, empfinde ich immer noch als Wunder. Ich danke Ihnen, daß Sie mir geholfen haben, mein Leben zum Positiven zu verändern."

Kommentar: Die röntgenologisch sichtbaren Veränderungen an den Gelenken kann man durch Ernährungsbehandlung nicht ändern. Eine Arthrose ist also nicht „heilbar", d.h. man kann sie nicht ungeschehen machen.

Man kann aber den ernährungsabhängigen Schmerzanteil verändern. Der Arthrosenschmerz entsteht nicht nur im Gelenk, sondern auch an der Gelenkkapsel, in den verkrampften Muskeln rings um das Gelenk, in der Haut und im Bindegewebe in Gelenknähe; er ist Ausdruck von „Schmerzstoffen", die sich dort abgelagert haben.

Morbus Reiter

Drei Fälle von Morbus Reiter – eine Kombination von Gelenkrheumatismus mit Entzündung der Iris am Auge und der Harnröhrenschleimhaut – zeigen, daß sowohl die Ernährungsumstellung zuhause wie auch die eingreifende Fastentherapie in der Klinik gemeinsam notwendig sind, Erstaunliches zu leisten.

Fall 1: *48jähriger Franzose*, von Beruf Diamanthändler, war bis zum 38. Lj. gesund. Nach einer Indienreise bekam er fast gleichzeitig alle drei Erscheinungen eines Morbus Reiter in sehr heftiger Form. Innerhalb von 2 Jahren war er an den Rollstuhl gefesselt und benötigte zwei Krankenschwestern zur Versorgung. Die Herdbelastung wurde durch Mandeloperation und Entfernung schlechter Zähne genommen. Medikamentös erhielt der Patient Cortison, Antibiotika, Imurek u.a. 1977, zwei Jahre nach Erkrankungsbeginn, erlebte der Patient eine erste Besserung mit Hay'scher Trennkost. Ab 1981 lebte er mit Schnitzer-Intensivkost und Makrobiotik: keine Eier, keine Milchprodukte, weder Fleisch noch Wurst, kein Rotwein. Damit erreicht er eine Besserung, die es ihm erlaubt, auf Medikamente zu verzichten. Er kann fast wieder gehen und auch seinen Beruf ausüben. Im Dezember 1981 fastete er 11 Tage in der Klinik, bekommt anschließend eine erweiterte Frischkost. Dies ermöglicht ihm, zweistündige Wanderungen im hügeligen Gelände und in zügigem Tempo mitzumachen.

1984 erhalten wir die Nachricht, daß es ihm seit mehr als 3 Jahren weiterhin gut gehe. Beschwerden allerdings können durch Essen von Fleisch, Käse und Trinken von Rotwein ausgelöst werden.

Abschließendes Urteil dieses Patienten: „Die Ernährungsumstellung hat mich gerettet.“

Fall 2: ein *50jähriger Schreiner, W. Gr.*, litt seit dem 20. Lj. unter Entzündungen der Harnröhre, der Augen und der Kieferhöhlen. Er war übergewichtig und – wie andere Familienangehörige auch – zuckerkrank.

Im 43. Lj. bekommt er eine schwere Polyarthritis rheumatica und wird mit den üblichen Rheumamitteln behandelt: Glucocorticoide, Antibiotika, Amuno, Voltaren u.a. Nach einjähriger Arbeitsunfähigkeit wird bei dem 43jährigen die Berentung geplant.

Die Ernährungsumstellung auf eigene Faust mit Verzicht auf tierisches Eiweiß bringt eine erste Besserung der Gelenkschmerzen. Die komplette Ausheilung erfolgt nach zweimaligem Fasten von 24 und 21 Tagen in der Klinik sowie die konsequente Umstellung auf eine frischkostreiche, fleischfreie und mit ausreichend pflanzlichem Eiweiß optimierte Vollwertkost auf Dauer. Seit 7 Jahren ist der Pat. beschwerdefrei, voll arbeitsfähig, der Diabetes mit einem Gewichtsverlust von 90 auf 68 kg behoben.

Der „Patient“ empfindet sich als Gesunder und arbeitet uneingeschränkt wieder als Schreiner. Er weiß – und dies ist ihm eher Freude als Last – daß er ein Leben lang bei der heilsamen Ernährung bleiben muß.

Fall 3: die *45jährige Krankenschwester M.M.* ist normalgewichtig. Seit Jugend hat sie häufig Mandel- und Kieferhöhlenentzündungen, seit dem 18. Lj. eine chronische Polyarthritis. Als immer wieder Harnröhrenentzündungen hinzukommen, wird die Diagnose Morbus Reiter im 28. Lj. gestellt; Augenentzündungen treten erst im 30. – 35. Lj. hinzu. Auch der Herzmuskel und das weiche Bindegewebe sind von der rheumatischen Allgemeinerkrankung betroffen; Diagnosen: Weichteil-rheumatismus, schmerzhafte Lymphstauung der Beine.

Der Beruf als Krankenschwester muß aufgegeben werden, der Dreipersonen-Haushalt wird nicht mehr bewältigt. Gehstrecke 50 Mtr.

mit Klappstühlchen. Die Pat. berichtet selbst (veröffentlicht in „mobil“ 6) „Allein wieviel qualvolle Jahre vergingen, bis die Krankheit als „Morbus Reiter“ diagnostiziert wurde. Von ärztlicher Seite wurde alles Erdenkliche getan, leider ist mir dabei keine Hilfe zuteil geworden. Monatelange Klinikaufenthalte, Behandlung mit Antibiotika, Antirheumatika, Cortison und Psychopharmaka trieben mich in eine immer tiefere Sackgasse. Als hoffnungsloser Fall wurde ich entlassen.“

1970 wird durch mehr Ballaststoffe eine Verstopfung behoben. 1979 bessert sich die Verträglichkeit der Nahrung durch Hay'sche Trennkost (eine Art Vollwerternährung, bei der jedoch Eiweiße und Kohlenhydrate nicht zusammen, sondern getrennt gegessen werden). 1985 gelingt eine Besserung des Allgemeinzustandes durch Umstellung der Ernährung auf Vollwertkost nach Bruker, aber noch keine entscheidende Wendung des Leidens.

1986 befindet sich *Frau M.* in unserer Fachklinik für ernährungsabhängige Krankheiten. Erstes Fasten von 31 Tagen, anschließend 11 Tage erweiterte Frischkost, zusätzlich klassische Naturheilverfahren in milder Form und steigender Dosierung. Als besonders wichtig erweist sich die regelmäßige Entleerung des Darmes von übelriechendem Kot durch Einläufe.

Erste Besserung nach 17 Fastentagen; langsamer Verzicht auf Schmerzmittel; die Gehstrecke kann auf einen Kilometer ohne Absitzen auf dem Stühlchen erweitert werden. Die entscheidende Wende des Leidens geschieht zwischen dem 20. und 31. Fastentag. Die ungewöhnlich druckempfindliche Haut ist entstaut und nahezu schmerzfrei. Auch die tieferen Gewebsschichten wie Bindegewebe, Muskulatur und Gelenkkapseln entschmerzen. Die Patientin gewinnt mit Hilfe der Krankengymnastin an Bewegungsraum. Die hohe Klopfschmerzhaftigkeit und Steifigkeit der Wirbelsäule ist zu etwa 50% gelöst. Die Patientin kann wieder schlafen und seit 17 Jahren wieder Sonne und kaltes Wasser vertragen. Sie ist überglücklich und geht mit ihrem Mann sogar tanzen. Vergessen sind alltägliche Qual, oft genug Verzweiflung, die Abhängigkeit von Tranquilizern und Schmerzmitteln.

Ein Jahr lang hält Frau M. die frischkostreiche, laktovegetabile Vollwertkost ein, hat Zucker, Fleisch und Wurst von ihrem Speisezettel gestrichen. Ein erneuter Schub mit Iritis, Glaskörpertrübung, Gelenkschmerzen und Erhöhung der Blutsenkung von etwa 8 Wochen Dauer lehren sie zwei Dinge:

- Fasten und Einläufe allein vermögen den Schub zu mildern oder zu beenden. Auf Cortison kann verzichtet werden.
- Vertiefte Ernährungserfahrung: Ein Juckreiz der Haut und anschließend entzündliche Schübe an den Gelenken werden ausgelöst durch Camembert, Wurst, Ei, Milch, erhitzte Fette, Erdnüsse und Kuchen.

Jetzt ist die Patientin motiviert zu einer tierisch-eiweißfreien, sehr rohkostreichen Ernährung mit hohem Frischkostanteil. Auch Butter und Sahne werden weggelassen – ähnlich einer strengen Vegankost.

In einem zweiten stationären Aufenthalt von 6 Wochen fastet die Patientin 28 Tage und bekommt dann für 11 Tage erweiterte Frischkost ohne tierisches Eiweiß. Sie erlebt während des Fastens zwei leichte fieberhafte Schmerzschübe in den Gelenken, der Wirbelsäule und in der Rückenmuskulatur. Über diese Fastenkrisen hinweg kommt es zur fortschreitenden Entschmerzung des ganzen Körpers. Frau M. kann jetzt 2 Kilometer gehen, beginnt zu Joggen und spielt 5 – 10 Min. Tischtennis (beides seit 17 Jahren undenkbar!).

Sie urteilt abschließend: „Mein Leben ist wieder lebenswert! Der Weg über langes Fasten und Ernährungsumstellung auf tierisch-eiweißfreie Vollwertkost verlangt zwar Konsequenz und Disziplin; es war aber der einzige Weg, der mir wirklich geholfen hat.“

Nach sieben Jahren: „Ich bin praktisch gesund, solange ich bei meiner Heilnahrung – streng ohne tierisches Eiweiß – bleibe und für die gute Entleerung meines Darms sorge. Meinen großen Haushalt habe ich voll übernommen, habe öfters Gäste und gebe wieder Sprachkurse.“

Frau Marlis Madani hat inzwischen ein Buch geschrieben: „Meine erfolgreiche Rheumadiät“, Gräfe und Unzer Verlag München, in dem sie ihren Weg der Gesundung beschreibt und eine Fülle von ausgereiften Rezepten und Küchentips veröffentlicht.

Dreifacherkrankung

Eine Dreifacherkrankung läßt sich mit Fasten und Vollwerternährung behandeln:

Frau M. von P., 66 J. alt, leidet unter einer Gichtdisposition der Familie. **Gicht**anfälle können durch Allopurinol verhindert werden.

1983 wird eine **Colitis ulcerosa** durch 18 Fastentage und Verzicht auf Zucker und gehärtete Fette dauerhaft ausgeheilt.

1985 bekommt die Patientin eine **Polyarthritis** in nahezu allen Gelenken mit einer Morgensteifigkeit von anderthalb Stunden. Antirheumatika werden vom Gastroenterologen wegen der durchgemachten Colitis verboten. Die Patientin kann sich kaum aus dem Stuhl erheben, geht mühsam am Stock, kann sich kaum aus- und anziehen, geschweige denn den Haushalt versorgen. Sie quält sich schlaflos durch die Nacht.

In der Klinik bekommt sie 25 Tage reine Rohkost, später angereichert mit Kornprodukten und Kartoffeln.

Der Schmerzzustand konnte um 50% bei gleicher Dosis an Dolviran gebessert werden. Die Patientin entschließt sich zur Ernährungsveränderung.

7 Monate später berichtet sie telefonisch: „Ich kann alles heben, sogar Koffer tragen, bin morgens nicht mehr steif, brauche keinen Stock mehr, kann sogar Treppen steigen und wieder Auto fahren". Schmerzmittel werden seit 6 Monaten nicht mehr gebraucht, ungestörter Schlaf. Der Haushalt wird wieder übernommen.

Ihre jahrelange Erfahrung mit Ernährung: „Nach Hummer und Wein bekomme ich einen Gichtanfall. Einen Käsetoast und Zucker darf ich meinem Darm nicht mehr zumuten. nach Fleisch, Wurst oder Schokolade bekomme ich Gelenkschmerzen. Wo ich doch für mein Leben gern Schokolade esse!!" Bereits nach einem Stück Schokolade habe die Patientin so heftige Schmerzen in der darauffolgenden Nacht gehabt, daß sie sich schwor: „Nie wieder Schokolade!"

3. Rezeptteil I: Rohkost / Frischkost

3.1 Einleitung

Jeder Koch- und Backprozeß verändert die Nahrung. Viele Lebensstoffe gehen leider dabei zugrunde. Eine gekochte Pflanze enthält weit weniger Vitamine als eine rohe und fast keine aktiven Fermente mehr. Rohe Pflanzenkost ist deshalb „lebendiger“ und wirksamer als gekochte. Sie nährt nicht nur, sondern sie heilt. Auch Honig und Milch verlieren zum Teil ihren Wert, wenn sie erhitzt werden. Rohkostkuren sind berühmt geworden. Statt Rohkost sagt man auch Frischkost.

Tagesplan

Für die Rohkost oder für Rohkosttage (Entlastungstage)

Früh:	Müsli/Frischkornbrei
Vormittags:	Trinken (☞ Seite 46)
Mittags:	große Rohkostplatte; Milchmixgetränk, Fruchtjoghurt, Nußmilch oder Fruchtquark
Nachmittags:	Trinken (☞ Seite 46)
Abends:	große Rohkostplatte oder Obstsalat mit Nüssen.
Später:	Abendtee.

Grundregel für die Herstellung einer Rohkostplatte (Seite 51): Sie sollte nach Möglichkeit alle wichtigen Pflanzenteile enthalten:

> ➔ Blattsalat – Wurzel/Knollengemüse – Stengel- und Kohlgemüse – Gemüsefrüchte;
>
> über und unter der Erde wachsende Teile mischen.

Wer weniger die Vielfalt einer Rohkostplatte als die Einfachkeit eines einzelnen Rohanteils liebt, vergrößert entsprechend die Einzelmenge, wechselt aber von Mahlzeit zu Mahlzeit die Art des Rohgemüses.

Zu jedem Rohsalat gehört idealerweise eine bestimmte Salatsoße und einige Zutaten (☞ Seite 49). Welche Soße zu welchen Gemüsen am besten paßt finden Sie auf Seite 47 .Trotzdem bleibt Ihrem persönlichen Geschmack überlassen, welche Kombination Sie lieben.

Wer es sich ganz einfach machen will, kommt auch mit zwei Salatsoßen für alle Rohkosten aus. Wer Freude daran hat, Salate und Gemüse ganz unangemacht zu genießen, sollte das tun.

Wichtig sind allein wenige Regeln für Rohkost/Frischkost:

- Möglichst aus biologischem Anbau oder dem eigenen Garten.
- Frisch bereitet und frisch auf den Tisch.
- Kaum Salz – aber gut gewürzt.
- Sehr gut kauen! Sonst kann es Blähungen geben. Rohkostmahlzeiten brauchen erfahrungsgemäß die doppelte Zeit.
- Mit kleinen Mengen beginnen, je nach Verträglichkeit steigern.
- Trinken: außerhalb der Mahlzeit.

- Bei schlechtem Gebiß und empfindlichem Magen/Darm: Rohkost klein schneiden oder fein zerhacken. Auch mit Rohsäften gelingt ein Einstieg in die Rohkostbehandlung.

3.2 Entlastungstage für Übergewichtige

Schon jetzt planen! In Ihren Kalender eintragen: z.B. jeden Montag oder jeden Freitag – vielleicht sogar an 2 Tagen in der Woche. Wählen Sie das, was Ihnen schmeckt und was Sie wirklich durchführen können.

1. Reistag

Morgens: 1 Apfel oder 1 Grapefruit, für mittags und abends 100 g Reis, am besten Naturreis, in 200 g Wasser ohne Salz dünsten.

Mittags: die Hälfte vom Reis mit 2 gedünsteten Tomaten, gewürzt mit Kräutern.

Abends: die zweite Hälfte vom Reis als Reis-Obst-Salat oder mit Apfelmus (ohne Zucker).

2. Obsttag

3 Pfund Obst verschiedener Art, auf 3 Mahlzeiten verteilen. Gut kauen!

3. Rohkosttag

Morgens: Obst, Obstsalat oder kleines Birchermüsli mit

hohem Obstanteil.

Mittags: Rohkostplatte (+ 1 Schalenkartoffel): Blattsalate, geraspelte Wurzelgemüse, Sauerkraut – mit Öl, Zitrone und Gewürzen, nicht Mayonnaise.

Abends: kleine Rohkostplatte mit einigen Nüssen und Rosinen.
Gut kauen!

4. Safttag

1 Ltr. Obst- oder Gemüsesaft, mit 1/2 Ltr. Wasser oder Mineralwasser vermischen, auf 5 Mahlzeiten aufteilen.

5. Milchtag

1 Ltr. Milch oder 1 Ltr. Buttermilch. Evtl. „würzen" mit Fruchtsaft – in 5 Portionen aufteilen.

Andere Form: 5mal Joghurt oder Dickmilch (mit Sanddorn ungesüßt).

6. Kartoffeltag

Morgens: 1 Stück Obst.

Mittags: 300 g Kartoffeln in der Schale, gewürzt mit Kümmel und Majoran, ohne Salz, mit 2 Tomaten, 1 Gurke oder Blattsalat. Evtl. 50 g Hüttenkäse.

Abends: 300 g Backkartoffeln (ohne Fett) mit 2 frischen Tomaten, geschnitten mit Zwiebeln. Evtl. 50 g Magerquark.

7. Sauerkrauttag

1 kg Sauerkraut ohne Salz (Reformhaus), in 3 Portionen geteilt, angemacht mit etwas Öl und Zwiebeln oder Wacholderbeeren.

Getränke für alle Diättage

Kräutertee (Hagebutte, Malve, Kamille, Früchte, Fenchel, Lindenblüten), Korn- oder Malzkaffee, Wasser, Mineralwasser.

Tip: Korn- oder Malzkaffee enthalten Gluten.

Besonders empfiehlt sich Frischtee aus dem Garten: Zitronenmelisse, Pfefferminze, Salbei, Thymian, Brennessel, Birkenblätter.

Reichlich trinken!

3.3 Rohkostrezepte

Blattsalate

Salate	Soße Nr.	Gewürze/Kräuter	Zusätze
Kopfsalat	1	Schnittlauch, Petersilie, Kerbel	
Eissalat	1	Knoblauch	
Feldsalat	1	Kerbel	
Endivien	1	Kresse	
Radicchio			
Chicoree	5	gerieb. Meerrettich	

Wurzel- und Knollengemüse

Salate	Soße Nr.	Gewürze/Kräuter	Zusätze
Rettich	1 od. 2	Schnittlauch, Zwiebel	
Karotten	3		gerieb. Äpfel,Friate
Rote Beete	2 od. 3	gerieb. Meerrettich	gerieb. Äpfel, Orangensaft,Friate
Sellerie	3	Zitrone	gerieb. Äpfel, gehackte Nüsse
Schwarzwurzeln	4		Kokosflocken
Spargel	5		
Fenchel	3	Estragon, Meerettich	Äpfelwürfel, Honig, gehackte Nüsse

Stengel- und Kohlgemüse

Salate	Soße Nr.	Gewürze/Kräuter	Zusätze
Blumenkohl	3	Majoran, Basilikum	Friate
Kohlrabi	2 od. 3	Curry	Banane geschlagen
Rotkraut	1	Prise Zimt	gerieb. Äpfel, Honig
Weißkraut	1	Kümmel, Pfeffer	gerieb. Äpfel, Orangen- oder Ananaswürfel
Sauerkraut	1		Apfelwürfel, Orangensaft
Englischer Sellerie	3	Estragon	
Rosenkohl	1	Liebstöckel, Bohnenkraut, Thymian, Kümmel	

Gemüse und Früchte

Salate	Soße Nr.	Gewürze/Kräuter	Zusätze
Zucchetti	1 od. 2	Dill, Basilikum, Knoblauch, Oregano	
Tomaten	1	Schnittlauch, Salatgewürz	
Champignons	5	Senf, Dill	
Gurken	3	Pfeffer	
Paprika	1		

3.4 Salatsoßen (für 1 Pers.)

Nr. 1 Essig-Ölsoße (ohne tierisches Eiweiß)

1 EL	Sonnenblumen- oder Distelöl kaltgeschlagen
1 TL	Obstessig oder Zitronensaft
1 TL	Zwiebelwürfel
1 Pr.	Knoblauch
1/2	TL Senf
1 Pr.	Salz
1 TL	frische/tiefgekühlte Kräuter oder Salatgewürz nach Geschmack

Honig oder Friate nach Geschmack

Zubereitung:

Alle Zutaten zusammenmischen

Nr. 2 Joghurt-Kräutersoße

2 EL	Joghurt oder Saure Sahne oder Dickmilch
1 TL	Sonnenblumenöl, kaltge schlagen
1 TL	Zitronensaft
1 TL	Zwiebelwürfel
1 Pr.	Knoblauch
1 TL	frische oder tiefgekühlte Kräuter
1 Pr.	Salz

Tip: statt Joghurt Avocado verwenden (ohne tierisches Eiweiß)

Zubereitung:

Alle Zutaten zusammenmischen

Nr. 3 Kräuterrahmsoße (ohne tierisches Eiweiß)

2 EL	Süßer Rahm
1 TL	Saure Sahne
1 TL	Zitronensaft oder Obstessig
1 TL	frische/tiefgekühlte Kräutermischung
1 Pr.	Salz
1 Pr.	Pfeffer
	Friate

Zubereitung:

Alle Zutaten zusammenmischen

Nr. 4 Nuß-Rahm-Soße (ohne tierisches Eiweiß)

2 EL	Saure Sahne
1 TL	Zitronensaft
1 EL	Nußmus oder gerieb. Nüsse
1 Pr.	Kräutersalz

Zubereitung:

Alle Zutaten zusammenmischen

Nr. 5 Cocktail-Soße (ohne tierisches Eiweiß)

1 EL	Zwiebelwürfel
1 EL	Obstessig
3 EL	Rotwein
1 TL	Olivenöl
3 EL	Saure Sahne
1 TL	Tomatenmark oder Ketchup
1 Pr.	Pfeffer
1 Pr.	Salatgewürz

Essig nach Geschmack

Zubereitung:

Zwiebelwürfel in Öl andünsten, mit Rotwein ablöschen, Tomatenmark zugeben und zur Hälfte einkochen, auskühlen lassen, Saure Sahne zugeben. Mit Essig und Pfeffer und Salatgewürzen abschmecken.

3.5 Rohkostplatten

So kombinieren Sie am besten:

1	Kopfsalat	Karotten	Stangensellerie
2	Endivien	Rettich	Zuchetti
3	Ackersalat	Sellerie	Sauerkraut
4	Eissalat	Gurken	Tomate
5	Chinakohl	Randen (Rote Beete)	Sauerkraut
6	Radicchio	Gurken	Tomate
7	Spinat	Blumenkohl	Aubergine
8	Löwenzahn	Rotkraut	Blumenkohl
9	Kresse	Spargel	Chicoree
10	Kopfsalat	Rote Beete	Fenchel
11	Kopfsalat	Rettich	Wirsing
12	Kopfsalat	Schwarzwurzeln	Kresse
13	Eissalat	Paprika	Rosenkohl
14	Kopfsalat	Kohlrabi	Gurken
15	Endiviensalat	Karotten	Champignon
16	Ackersalat	Radicchio	Paprika
17	Ackersalat	Tomaten	Weißkraut
18	Kopfsalat	Sellerie	Tomate
19	Kopfsalat	Rote Beete	Rosenkohl
20	Kopfsalat	Fenchel	Tomate
21	Kopfsalat	Karotten	Paprika
22	Kopfsalat	Gurken	Kresse
23	Eissalat	Radieschen	Tomate
24	Eissalat	Rettich	Tomate
25	Chinakohl	Blumenkohl	Spinat
26	Radicchio	Schwarzwurzeln	Kresse
27	Löwenzahn	Schwarzwurzeln	Rotkraut
28	Kopfsalat	Rettich	Kresse

Salate aus gekeimtem Weizen, Roggen, Hafer, Gerste, Soja, Linsen und Samen reichern den Speiseplan vorteilhaft an. Das Auskeimen erfolgt am einfachsten im Keimapparat (Biosnacky).

Anweisung beachten.

4. Rezeptteil II Heilnahrung

4.1 Einleitung

Auf den folgenden Seiten finden Sie sieben Frühstücksideen. Sie werden in der 2. Woche nach Geschmack und Belieben variiert.

Die Tagespläne für Mittag und Abend mit tierischem Eiweiß finden Sie auf den Seiten 71 und 73; Tagespläne ohne tierisches Eiweiß finden Sie auf den Seiten 106 und 108.

Sie sind ebenfalls nur Vorschläge. Jedes Gericht kann gegen ein anderes ausgetauscht werden. Wichtig ist nur, daß folgende Grundregel stimmt:

➔ Rohkostplatte – warme oder kalte Beilage – Nachtisch

1200 Kcal. bei Übergewicht

Der Kaloriengehalt beträgt 1200 Kcal. = 5000 Joule pro Tag.

Dies entspricht einer Reduktionskost für Übergewichtige. Auch wer nur wenige Kilogramm Übergewicht hat, sollte diese kalorienreduzierte Heilnahrung bevorzugen. Sie wissen ja inzwischen: Entschlackung und Entgiftung erreichen wir nur durch Abbau von überflüssiger Körpersubstanz.

Bei Untergewicht mehr

Alle Normal- oder Untergewichtigen bessern die vorgeschlagene Heilnahrung kalorisch durch folgende Zusätze auf:

- Butter oder Pflanzenmargarine zum Frühstück
- Etwas mehr Vollkornbrot und Brotaufstrich
- Die Warmspeise mittags oder abends erweitern.
- Zur Rohkost etwas mehr Öl oder Sahne.
- Mit Weizenkeimen überstreuen (2 x 1 EL täglich)

Es ist nicht wichtig, ob Sie damit 2000 oder 2500 Kalorien erreichen. Entscheidend ist, daß Sie damit satt werden, die Nahrungsmenge ohne nachfolgendes Völlegefühl verdauen und Ihr Gewicht halten.

Die Rezepte sind so zusammengestellt, daß Sie täglich die wichtigsten Nahrungsbestandteile in genügender Menge erhalten:

Kohlenhydrate	ca. 150 gr.
Fett	ca. 40 gr.
Eiweiß	ca. 50 gr.

Dies wurde für die 1200 Kalorienkost berechnet; die Mengen erhöhen sich entsprechend den Zusätzen.

Eiweiß

Mit Eiweißzulagen sollten Sie eher zurückhaltend sein. Lassen Sie sich durch die derzeitige Modeansicht „viel Eiweiß" nicht beirren. Eiweißmast führt ebenso zu Krankheiten wie Fett- oder Kohlenhydratmast.

Für unsere Heilnahrung gilt:

> ➔ Wenig Eiweiß, dafür hochwertiges.
>
> Pflanzliches Eiweiß ist hochwertig.

Auf die richtige Zusammensetzung kommt es an (☞ Rezepte).

Wie oft essen?

Die Nahrungsmengen sind etwa gleichmäßig über den Tag verteilt. Verändern Sie das Schema nach Ihrem Bedarf. Wer morgens keinen Appetit hat, sollte das Frühstück weglassen oder erst um 10 Uhr zu sich nehmen.

Wer es schwer hat, eine Abendmahlzeit richtig zu verdauen, sollte sie betont sparsam gestalten; vielleicht braucht er etwas mehr zum Frühstück oder Mittagessen. Vielleicht aber kommt der Appetit zu einer Zeit, in der er keine Gelegenheit zu einer ruhigen Mahlzeit hat; dann sollte er jetzt nur wenig nehmen und sich bei nächster Gelegenheit richtig satt essen.

Gehorchen Sie den Signalen Ihres Körpers und gestalten Sie Ihre Nahrungsaufnahme nach Zeit und Menge selbst.

Rohkost/Frischkost

Rohkost steht mit einer farbenfreudiger Rohkostpalette im Mittelpunkt unserer Speisepläne. Die Warmgerichte dienen als Beikost. Es ist also genau umgekehrt wie Sie es vielleicht gewöhnt sind.

Wer sich nicht die Mühe machen möchte, eine bunte Rohkostpalette aus drei bis fünf Salaten herzustellen, beschränkt sich auf einen oder zwei Rohkostanteile und wechselt bei jeder Mahlzeit ab. Zum Beispiel: mittags Kopfsalat, abends Karotten, am nächsten Tag Tomaten oder Gurken im Wechsel mit einer Krautrohkost. Natürlich dürfen Sie wählen, was Ihnen schmeckt; bleiben Sie aber vielseitig (☞ Rohkostgrundregel Seite 43).

Es kommt vor, daß Obst am Abend oder nach einer Mahlzeit nicht vertragen wird; dann verwenden Sie es als Zwischenmahlzeit oder als Rohkostvorspeise.

Verstopfung unbedingt beheben

- Täglich 2 – 4 Eßlöffel Leinsamen geschrotet oder Weizenkleie und viel Flüssigkeit dazu.
- Frühmorgens nüchtern 1/2 Glas Sauerkrautsaft und 1/2 Glas Wasser, kalt oder heiß, regelmäßig: täglich!
- Eingeweichte Backpflaumen oder Feigen am Morgen.
- Täglich Einlauf (☞ Fastenbuch) ist unschädlicher als jedes Abführmittel. Bei Blähleib mit übelriechenden Winden besonders wichtig.

4.2 Von der Auswahl und Vorbereitung wirksamer Nahrung

Der Schritt zur Heilnahrung ist gleichbedeutend mit einer kleinen Revolution in der Küche und bei den Einkaufsgewohnheiten. Lebendige Nahrung zu erhalten und zu pflegen bedarf eines Wissens, das dem Menschen im Zeitalter der Fertig- und Schnellgerichte verlorengegangen ist; es kann in diesem Büch-lein nicht annähernd vermittelt werden. Sie werden zu ergänzenden Büchern greifen müssen (☞ Bücherliste Seite 136).

Getreide

Das unverletzte Getreidekorn ist die beste und natürlichste Verpackung von Leben: auch nach Jahren ist es keimfähig und bildet eine neue Pflanze. Wir verwenden es

- als ganzes Korn – in Wasser vorgequollen und schonend erhitzt zu Getreidespeisen.
- grob geschrotet und eingeweicht zu Müsli und Beilagen.
- feingemahlen zu Vollmehl, das unmittelbar nach dem Mahlen zum Kochen oder Backen verwendet wird.

Alle Getreide – Weizen, Hafer, Gerste, Vollreis, Hirse und Buchweizen – werden, wie seit Jahrtausenden üblich, aus der beständigen Lagerform unmittelbar und auf dem kürzesten Wege zur optimalen menschlichen Nahrung bereitet. Da das aufgebrochene Korn innerhalb weniger Stunden wichtige Duft- und Geschmacksstoffe verliert, sollten Sie stets nur die benötigte Menge schroten oder mahlen.

Die Konsequenz: Eine Getreidemühle anschaffen und Korn einkaufen (R + M)

Alle vorgefertigten und verpackten Vollkornprodukte wie Hafer- oder Kollathflocken, Vollkornbrot oder -gebäck und Vollkornmehl sind weit besser als alle hochraffinierten Weißmehlprodukte und gehören zur Vollwerternährung des gesunden Menschen, dienen jedoch nicht in der gleichen Weise einer Heilnahrung wie das frischbereitete volle Korn. Denn:

➔ Alles, was keimfähig ist, ist auch lebendig.

Vorgekeimte Weizenkörner, Linsen, Soja, Senf- und Kressesamen sollten deshalb nicht fehlen. Sie ergänzen im Sommer und Winter in idealer Weise Müslis, Salate und Aufstriche.

Zubereitung: in tiefem Teller eine Schicht gewaschene Körner 6 – 8 Stunden mit Wasser bedeckt stehen lassen und danach täglich nur durchspülen und feucht halten. Verwenden, sobald der Keimling 1 – 3 mm lang ist. Praktisch ist ein Keimapparat. Gekeimte Hülsenfrüchte müssen kurz blanchiert werden.

Salate und Getreide

sollten frisch und ungespritzt sein, möglichst aus biologischem Anbau. Nutzen Sie die Angebote des Wochenmarktes, halten Sie Kontakt mit einem guten Grünwarenhändler, einem Gärtner oder einem Bauern; ideal ist natürlich der eigene Garten oder der des Nachbarn, der vielleicht mehr erntet als er verwenden kann.

Frischwaren gibt es kaum in Supermärkten oder in Form von Importgemüse. Konsequenz: nutzen Sie das, was im Augenblick im eigenen Lande wächst.

Salate werden nur roh verzehrt, ebenso die meisten Gemüse. Mit frischen Kräutern und in erfahrener Zusammenstellung werden Sie ganz neue Geschmacksnuancen entdecken.

Tip: Getrocknete Kräuter in die Salatsoße rippeln; frische Kräuter unter den fertigen Salat heben.

Gemüse nie kochen, besser schonend dünsten oder langsam quellen lassen (hierfür gibt es vielerlei Techniken und Anregungen; siehe Bücher).

Tip: Hülsenfrüchte und Getreide nach kurzem Aufwallen in die „Kochkiste“ und 3 – 4 Std. ziehen lassen: langsam garen.

Statt Kochkiste kann man den Topf in Zeitungspapier packen und in eine Wolldecke einhüllen.

Obst

muß besonders sorgfältig im Hinblick auf biologische Erzeugung ausgewählt werden. „Schöne“ Früchte erregen den Verdacht, oft gespritzt worden zu sein; eine etwas fleckige Oberfläche erweckt eher Vertrauen.

Riechen und schmecken Sie, was Sie einkaufen. Fragen Sie nach der Herkunft. Kaufen Sie nur soviel, wie Sie in den nächsten 2 – 3 Tagen benötigen.

Milchprodukte

Je öfter die Milch bearbeitet und erhitzt worden ist, desto mehr verliert sie an „Lebendigkeit“. Der Denaturierungsgrad der Milch ist sehr verschieden.

Wer übergewichtig ist, muß außerdem auf den Fettgehalt achten. Bevorzugen Sie Vorzugsmilch, Frischmilch von Bauern aus TBC-freiem Stall, gesäuerte Milchsorten: wie Buttermilch, Bioghurt und Sanoghurt. Vermeiden Sie jedes nochmalige Erhitzen im Haushalt. Quark und Frischkäse enthalten noch nahezu unverändertes Milcheiweiß, während erhitzter Hartkäse (Käsetoast) den höchsten

Denaturierungsgrad des Eiweißes aufweist. Er ist schwer verdaulich, belastet den Organismus und hat keinerlei Heilwert.

Bei Unverträglichkeiten von Milcheiweiß oder Milchzucker muß auch Milch weggelassen werden – und alles, was aus ihr gemacht wurde.

Würzen und Salzen

Salzen wird nahezu überflüssig, wenn Sie frische oder tiefgekühlte Kräuter, Trockenkräuter, Hefeflocken und Sojawürze verwenden. Statt Kochsalz nehmen Sie Vollmeersalz, weil es Spurenelemente enthält. Seien Sie zurückhaltend mit scharfen Gewürzen wie Pfeffer, Curry, Paprika u.s.w.

Fette

Je weiter und raffinierter der Weg vom Ausgangsprodukt zum Speisefett ist, desto höher ist auch hier der Denaturierungsgrad. Die natürlichsten und damit wirksamsten Fette sind Pflanzenöl, Butter und Sahne. Sie sollten nach Möglichkeit nicht erhitzt werden.

Kaltgeschlagene Öle sind deshalb auch besser als heißgepreßte. Bei den Pflanzenmargarinen gibt es recht wertvolle Produkte; lassen Sie sich beraten.

Eiweißbedarf

Er wird bei unserer Heilnahrung vollständig gedeckt aus Getreide, Rohkost, Milchprodukten, Ei, Soja, Hefe, Hülsenfrüchten und Nüssen. Sie enthalten alle Aminosäuren, die der Mensch braucht. Wehren Sie sich entschieden gegen die Meinung, der Eiweißbedarf des Menschen könne nur mit Hilfe von Fleisch und Fisch vollständig gedeckt werden.

Die Ernährung auch ohne Milch und Ei ist vollwertig im Hinblick auf Eiweiß und Calcium durch ein Mehr an Getreide, Rohkost, Soja, Tofu und Nüsse sowie Hülsenfrüchte.

Einkaufsquellen

Falls Sie Ihre Vorratskammer durch bisher ungewohnte Dinge ergänzen müssen, finden Sie Hinweise auf die Einkaufsquelle in Form von folgenden Großbuchstaben:

R = Reformhaus
D = Diätabteilung von Drogerien oder Kaufhäusern
M = Mühle
A = Alternativ-, Bio- oder Naturkostladen

So bekommen Sie z.B. folgende lagerfähige Lebensmittel:

Getreide

Weizen	R M A
Roggen	R M A
Hafer	R M A
Gerste	R M A
Naturreis = glutenfrei	R M D A
Hirse = glutenfrei	R M A
Kruskamischung	R M A
Sesam	R M A
Leinsamen	R M D A
Grünkern	R M D A
Weizenkeime = glutenfrei	R M D A
Buchweizen = glutenfrei	R M D A

Mais = glutenfrei	R M D A
Quinoa = glutenfrei	R D A

Sonstiges	
Sojamehl	R A
Sonnenblumenöl	R D A
Sanddorn, honiggesüßt	R
Gemüsebrühe (Würfel)	R A
Hefeflocken	R D
Tartex (Hefeprodukt)	R A
Pflanzliche Pastete	R A
Trockenfrüchte	R D A
Friate	R A

4.3 Frühstücksplan

1. Tag: **Müsli 1, Kräuterquark, 2 Knäckebrot**

Kräuterquark:

5 EL	Magerquark
2–3 EL	Milch
1 EL	Kräuter, frisch, tiefgekühlt, getrocknet
1 EL	Haferflocken

Zubereitung:

Magerquark mit Milch glattrühren, mit Kräutern und Hefeflocken abschmecken.

2. Tag 1 Vollkornbrötchen, Brotaufstrich hausgemacht

Brotaufstrich:

5 EL geriebenen Schafskäse
1 EL geriebene Nüsse
5 EL Magerquark
1–2 EL Weißwein

Gewürze: Dill, Kerbel, Zitronensaft, Basilikum, Estragon

Zubereitung:

Alle Zutaten miteinander vermischen. Mit den Gewürzen abschmecken. Auf 4 Portionen aufteilen. Hält sich im Kühlschrank 4–5 Tage.

3. Tag: Müsli 3, 2 Sesamknäckebrot, 25 Gr. Tartex, 1 Tomate

Tartex:

ist fertig abgepackt im Feinkostgeschäft oder Reformhaus zu kaufen.

4. Tag: Müsli 4, 1 Vollkornbrötchen, Bressotcreme

Bressotcreme:

1 EL Bressot
3 EL Magerquark

Zubereitung:

Bressot und Magerquark vermischen.

5. Tag: Müsli 5, Hüttenkäse, 1 Tomate, 2 Knäckebrot

Hüttenkäse:

1/4 Becher Hüttenkäse

Zubereitung:

Hüttenkäse mit frischen Kräutern, Zwiebelwürfeln und Hefeflocken abschmecken.

6. Tag: Müsli 6, 1 Vollkornbrötchen, Camembert angemacht

Camembert:

1/4	Camembert
1 TL	Zwiebel
1 TL	Kräuter
2 TL	Quark, evtl. Milch

Zubereitung:

Camembert mit der Gabel zerdrücken, unter den angerührten Quark mischen, Kräuter daruntergeben.

7. Tag: Frischkornbrei 7 warm, Gervaisquark, 2 Knäckebrot

Gervaisquark:

2 EL	Gervais
3 EL	Quark
2 EL	Milch
1 EL	Zwiebelwürfel
1 TL	Kräuter, frisch

Zubereitung:

Gervais mit allen Zutaten verrühren.

4.4 Müslirezepte

Kombinieren Sie Ihr Müsli selbst nach folgendem Grundmuster:

➔ Milchanteil, Würzanteil, Obstanteil, Frischkornteil

Bitte beachten Sie: Das frisch geschrotete Getreide muß über Nacht eingeweicht werden. Statt Milchanteil Vorschlag in Klammern.

Wir haben für Sie folgende sieben Vorschläge zusammengestellt. Darunter finden Sie auch einen warmen Vollkornbrei.

Die **Zubereitung** bleibt bei allen Vorschlägen die gleiche:

Würzanteil mit Milchanteil vermischen, Obstanteil dazu reiben oder schneiden. Getreideanteil unterheben, mit Früchten garnieren.

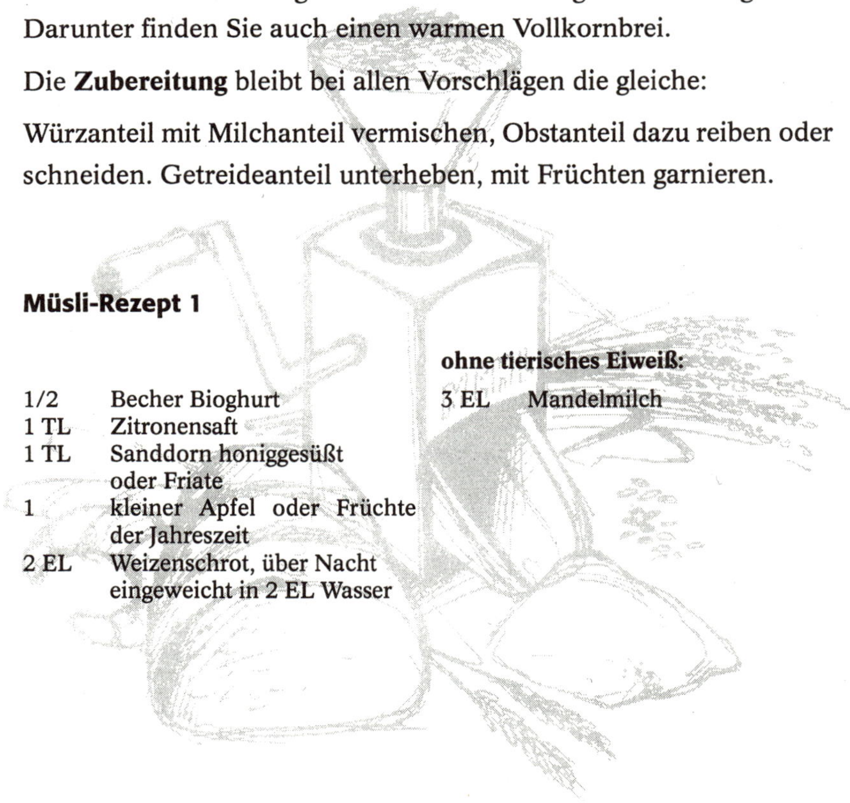

Müsli-Rezept 1

1/2	Becher Bioghurt
1 TL	Zitronensaft
1 TL	Sanddorn honiggesüßt oder Friate
1	kleiner Apfel oder Früchte der Jahreszeit
2 EL	Weizenschrot, über Nacht eingeweicht in 2 EL Wasser

ohne tierisches Eiweiß:

3 EL	Mandelmilch

Müsli-Rezept 2

		ohne tierisches Eiweiß:	
7 EL	Dickmilch	7 EL	Sojamilch
1 TL	Zitronensaft		
1 TL	Sanddorn honiggesüßt oder Friate		
1 EL	Haferschrot		
1	kleiner Apfel		
1 TL	gerieb. Nüsse zum Bestreuen		

Müsli-Rezept 3

		ohne tierisches Eiweiß:	
7 EL	Kefir	7 EL	Sojamilch
1 TL	Zitronensaft	Feigen	
1 TL	Sanddorn honiggesüßt oder Friate		
1 EL	Roggenschrot, über Nacht in 1 EL Wasser eingeweicht		
1 EL	Leinsamen		
1	kleiner Apfel		
1 TL	geröstete Erdnüsse ohne Salz		

Müsli-Rezept 4

		ohne tierisches Eiweiß:	
1/2	Becher Bioghurt	7 EL	Kokos/Sojamilch
1 TL	Zitronensaft		
1 TL	Sanddorn honiggesüßt oder Friate		
1 EL	Kruskamischung grobgeschrotet, über Nacht in 1 EL Wasser eingeweicht		
1 TL	Rosinen		
1	kleiner Apfel		

Müsli-Rezept 5

		ohne tierisches Eiweiß:	
7 EL	Saure Sahne	7 EL	Banane/Sojamilch
1 TL	Sanddorn honiggesüßt		
2 EL	frisch gekeimte Weizenkeimlinge (Biosnacky)		
1	kleiner Apfel		
1 EL	gerieb. Nüsse		

Müsli-Rezept 6

		ohne tierisches Eiweiß:	
7 EL	Buttermilch	7 EL	Fruchtsaft
1 EL	Orangensaft	1 TL	Nußmus
	abgeriebene Zitronenschale		
2 EL	Schrot (Weizen, Roggen), über Nacht in 2 EL Wasser eingeweicht		
1 EL	Trockenfrüchte, über Nacht eingeweicht		
1	kleiner Apfel		

Müsli-Rezept 7 Frischkornschrotbrei warm

		ohne tierisches Eiweiß:	
3 EL	Hafer- oder Weizenschrot, eingeweicht über Nacht in 200 ccm Wasser		
1–2 EL	Milch oder Sahne	1–2 EL	Fruchtsaft
1	kleiner Apfel		
1 TL	Honig		

Zubereitung:

Schrot mit Wasser zum Kochen bringen und ausquellen lassen. Mit Milch, Honig und Obst anreichern.

Der Brei kann auch mit Salz und Speisewürze oder Hefeflocken abgeschmeckt werden.

Müslirezepte ohne tierisches Eiweiß

Tip: für glutenfreie Kost Reisflocken, Hirseflocken, Buchweizenflocken oder Quinoa nehmen.

Müsli-Rezept 8

50 ml	Apfelsaft
etwas	Zitronensaft
1 TL	Nußmus
1 TL	Sanddorn honiggesüßt
1	kleiner Apfel oder Früchte der Jahreszeit
2 EL	Weizenschrot, über Nacht in 2 EL Wasser einweichen

Zubereitung:

Apfel- und Zitronensaft zusammen mit Sanddorn und Nußmus verrühren. Den Apfel grob reiben, mit dem eingeweichten Schrot locker unterheben, mit Früchten der Saison garnieren.

Müsli-Rezept 9

1/2	Banane
50 g	Sojamilch
1 TL	Sanddorn honiggesüßt
1 TL	Nußmus
1	kleiner Apfel
1	Feige (20 g), in Wasser eingeweicht
2 EL	Keimlinge (Weizen, Roggen, Hirse)

Zubereitung:

Die Banane mit der Gabel zerdrücken, die Sojamilch, Sanddorn und das Nußmus unterrühren. Den Apfel grob raspeln und zusammen mit den Keimlingen unterheben. Mit der kleingeschnittenen Feige garnieren.

4.5 Heilnahrung mit tierischem Eiweiß – Rezepte für 2 Wochen

5-stündige Nahrungspause zwischen den Mahlzeiten und 12-stündige Nahrungspause über Nacht sind vorteilhaft bei Heilnahrung (siehe Lützner/Million „Richtig essen nach dem Fasten“, Bücherliste).

Heilnahrung mit tierischem Eiweiß
1. Woche

	Montag	Dienstag	Mittwoch	Donnerstag	Freitag	Samstag	Sonntag
Frühstück	• Müsli 1 mit Schrot • Kräuterquark • Tomate • Knäckebrot	• Müsli 2 mit Haferflocken • Brotaufstrich hausgemacht • Vollkorn-brötchen	• Müsli 3 mit Leinsamen • vegetarische Pastete • Gurken-scheibe • Knäckebrot	• Müsli 4 mit Hirse • Bressot-quarkcreme • Vollkorn-brötchen	• Müsli 5 mit Weizen-keimen • Hüttenkäse • Tomate • Knäckebrot	• Müsli 6 mit Weizenschrot • angemachter Camenbert • Vollkorn-brötchen	• Müsli 7 warm Schrotbrei • Gervaisquark mit Paprika • Knäckebrot
Mittagessen	• Rohkostplatte • Hafer-bratlinge • Bioghurt mit frischen Früchten	• Rohkostplatte • Fünfkorn-Bratlinge • Quarkbeigabe • 1/2 Pampel-muse	• Rohkostplatte • Kartoffel-reibekuchen • Joghurt mit Himbeeren	• Rohkostplatte • Roggengrütze • Grapefruit-cocktail	• Rohkostplatte • Bircher-kartoffeln • Kräuterquark • Orangensalat	• Rohkostplatte • Hirsepfanne • Frucht-quarkspeise	• Rohkostplatte • Quarkbratl. • Tomatensoße • Dickmilch mit Melone
Abendessen	• Rohkostplatte • Frischkäse mit Mager-quark • Vollkornbrot • Knäckebrot	• Rohkostplatte • Zwischen-musik • Aufstrichfett • Vollkornbrot • Knäckebrot	• Rohkostplatte • Roquefort-quarkcreme • Vollkornbrot	• Rohkostplatte • Gervaisquark "pikant" • Vollkornbrot hausgemacht	• Rohkostplatte • Hirse-klößchen • Zwiebelsoße • Frischkäse • Dessert	• Rohkostplatte • Frischkäse • Senfaufstrich • Vollkornbrot • Knäckebrot	• Rohkostplatte • Pellkartoffeln mit grüner Soße

Zwischen den Mahlzeiten trinken: Kräutertees, Wasser, Fruchtsaft 1/2 mit Wasser verdünnt (☞ S. 46).
Bei Bedarf: Obst, Obstsalat oder Beeren mit Milch.

Heilnahrung mit tierischem Einweiß
2. Woche

	Montag	Dienstag	Mittwoch	Donnerstag	Freitag	Samstag	Sonntag
Frühstück	• Müsli 1 mit Schrot • Kräuterquark • Tomate • Knäckebrot	• Müsli 2 mit Haferflocken • Brotaufstrich hausgemacht • Vollkorn-brötchen	• Müsli 3 mit Leinsamen • vegetarische Pastete • Gurken-scheibe • Knäckebrot	• Müsli 4 mit Hirse • Bressot-quarkcreme • Vollkorn-brötchen	• Müsli 5 mit Weizen-keimen • Hüttenkäse • Tomate • Knäckebrot	• Müsli 6 mit Weizenschrot • angemachter Camenbert • Vollkorn-brötchen	• Müsli 7 warm Schrotbrei • Gervaisquark mit Paprika • Knäckebrot
Mittagessen	• Rohkostplatte • Vollkorn-spätzle • Brombeer-quark	• Rohkostplatte • Quark-Kartoffel-Auflauf • Obstsalat	• Rohkostplatte • Getreide-pudding • Sanddorn-joghurt	• Rohkostplatte • Vollkorn-pfannkuchen • Erdbeer-quarkspeise	• Rohkostplatte • Gersten-schnitten • Dickmilch mit Früchten	• Rohkostplatte • Risotto mit Tomatensoße • Apfelquark	• Rohkostplatte • Kartoffel-bratlinge • Milchreis mit Früchten
Abendessen	• Rohkostplatte • Gefüllte Tomate mit Hüttenkäse • Vollkornbrot	• Rohkostplatte • Grünkern-bratlinge	• Rohkostplatte • Paprika-quark • Aufstrich • Vollkornbrot	• Rohkostplatte • griechischer Hirtenkäse • Butter • Vollkornbrot • Knäckebrot	• Rohkostplatte • Kartoffel-gratin • Kräuter-quarksoße	• Rohkostplatte • Gefüllte Gurke mit Tartex • Vollkornbrot	• Rohkostplatte • Bressot-quarkcreme • Vollkornbrot
	Zwischen den Mahlzeiten trinken: Kräutertees, Wasser, Fruchtsaft 1/2 mit Wasser verdünnt (☞ S. 46). Bei Bedarf: Obst, Obstsalat oder Beeren mit Milch.						

Erste Woche • 1. Tag

Mittagessen: **Rohkost Nr. 1, Haferbratlinge, Bioghurt mit frischen Früchten**

Haferbratlinge:

2-3 EL	Haferschrot
1-2 EL	Milch/Mineralwasser
1 EL	Zwiebelwürfel, angedünstet
1	Eigelb
1	Eiweiß
1 TL	Öl

Gewürze: Koriander, Fenchel, Petersilie, Schnittlauch, Hefeflocken, Speisewürze, Salz.

Zubereitung:

Alle Zutaten zusammenmischen, Eiweiß aufschlagen und unter die Masse heben. In Teflonpfanne kleine Bratlinge backen.

Bioghurt:

1	Becher Bioghurt
1 TL	Sanddorn gesüßt
2 EL	frische Früchte nach Jahreszeit

Zubereitung:

Joghurt mit Sanddorn mischen und glattrühren, mit den Früchten garnieren.

Abendessen: **Rohkost Nr. 2, Frischkäse mit Magerquark, 1 Vollkornbrot, 1 Knäckebrot**

Frischkäse:

1/2	Gervais
5 EL	Magerquark
2–3 EL	Milch/Mineralwasser
1 EL	Kräuter/Tomatenwürfel/Zwiebelwürfel

Zubereitung:

Gervais mit Magerquark und Milch verrühren, Kräuter beimischen, mit Tomaten- und Zwiebelwürfel garnieren.

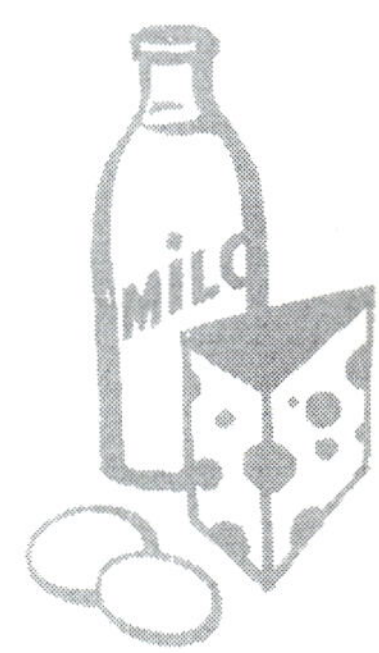

Erste Woche • 2. Tag

Mittagessen:

Rohkost Nr. 3, Fünfkornbratlinge, Quarkbeigabe, Grapefruit

Fünfkornbratlinge:

4 EL grobes Fünfkornschrot
1 TA Gemüsebrühe
1 EL Zwiebelwürfel gedünstet
1 Ei
2 TL Olivenöl

Gewürze: Rosmarin, Petersilie, Pfeffer, Salz, Muskat, Hefeflocken

Zubereitung:

Fünfkornschrot in Gemüsebrühe ca. 10 – 15 Min. kochen. Dann zugedeckt ausquellen lassen. Nach dem Auskühlen alle Zutaten und Gewürze unter den Schrotbrei mischen. In einer Pfanne mit wenig Öl Bratlinge backen.

Tip: sollte die Masse zu weich sein, mit Reis- oder Hirseflocken nachbinden.

Quarkbeigabe:

5 EL Magerquark

mit Kräutern abschmecken

1/2 Grapefruit:

1 TL Sanddorn gesüßt

Zubereitung:

Grapefruit halbieren, Fruchtfleisch auslösen und mit 1 TL Sanddorn honiggesüßt übergießen. Die andere Hälfte für den Abend kaltstellen.

Abendessen:

Rohkost Nr. 4, Mainzer Handkäse, 1 Vollkornbrot, 1 Knäckebrot

Handkäse:

50 gr. Handkäse, ca. 2 Scheiben

Marinade aus:
1 EL Zwiebelwürfel
1 TL Essig
1 TL Öl

Gewürze: Kümmel, Petersilie

Zubereitung:

Handkäse in Scheiben schneiden. Auf Salatblatt anrichten, mit der Marinade übergießen. Mit Kümmel und Petersilie überstreuen.

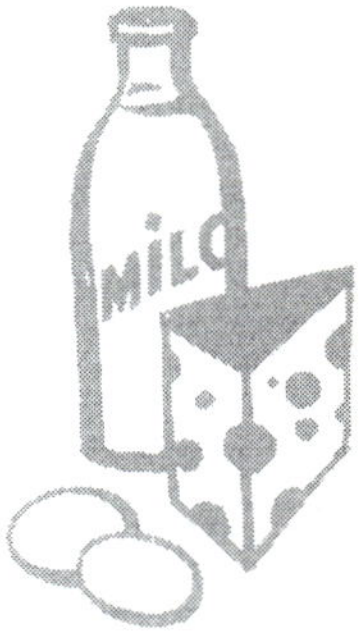

Erste Woche • 3. Tag

Mittagessen: Rohkost Nr. 5, Kartoffelreibekuchen, Bioghurt mit Himbeeren und Weizenkeimen

Kartoffelreibekuchen:

2	Kartoffeln ca. 120 gr. gut gereinigt
1	kleine Karotte
1	Stückchen Sellerie
1	EL Zwiebelwürfel

Gewürze: Hefeflocken, Muskat, Majoran, Salz, evtl. gekörnte Gemüsebrühe

Zubereitung:

Kartoffeln und Gemüse auf einer feinen Reibe raspeln. Mit den Gewürzen vermischen und abschmecken. In einer Pfanne mit 1 – 2 TL Olivenöl kleine Reibekuchen backen.

Bioghurt:

1	Bioghurt
1 TL	Honig
2 EL	Himbeeren
1 EL	Weizenkeime

Zubereitung:

Joghurt mit Honig abschmecken und glattrühren. In Glasschälchen anrichten, mit den Himbeeren garnieren und mit Weizenkeimen bestreuen.

Abendessen: Rohkost Nr. 6, Roquefortcreme, 1 Vollkornbrot, 1 Knäckebrot

Roquefortcreme:

3 EL	Roquefort, zerdrückt (Gabel)
3 EL	Magerquark
2–3 EL	Milch
1/2 TL	Senf
1 TL	Schnittlauch

Zubereitung:

Roquefort mit der Milch vermischen und mit Senf und Schnittlauch abschmecken.

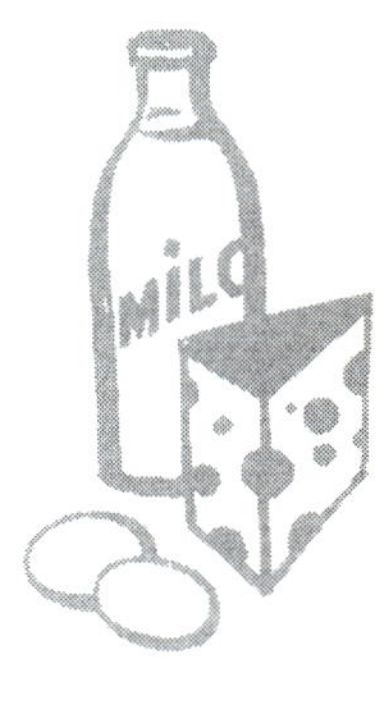

Erste Woche • 4. Tag

Mittagessen: Rohkost Nr. 7, Roggengrütze, Grapefruitcocktail

Roggengrütze:

4 EL	grobes Roggenschrot
1 TA	Gemüsebrühe
2 EL	Gemüsewürfel, angedünstet
1 EL	Saure Sahne
1 TL	Butter
1 TL	Sesam

Gewürze: Wacholder, Piment, Rosmarin, Thymian, Lorbeerblatt, Kümmel gemahlen.

Zubereitung:

Gemüsebrühe mit den Gewürzen zum Kochen bringen, Schrot dazu geben, leise 10 – 20 Min. kochen. Anschließend auf der Herdplatte ausquellen lassen, Gemüse und saure Sahne untermischen. Puddingförmchen mit Butter ausstreichen und die Grütze gleichmäßig hineindrücken, auf einen Teller stürzen.

Grapefruitcocktail:

1/2	Grapefruit
5 EL	Quark, mager

Gewürze: Ingwer gemahlen, Honig

Zubereitung:

Fruchtfleisch in gleichmäßige Stücke schneiden. Quark und Milch glattrühren. Mit Honig und Ingwer abschmecken. Mit Fruchtfleisch, Kirschen oder Erdbeeren verzieren.

Abendessen: Rohkost Nr. 8, Gervaiscreme pikant, 1 Vollkornbrot, 1 Knäckebrot

Gervais pikant:

2 EL	Gervais
3 EL	Magerquark
1 EL	Zwiebelwürfel

Gewürze: Paprikapulver, Pfeffer, Kräuter

Zubereitung:

Gervais, Quark, Zwiebelwürfel vermischen, evtl. mit Milch verdünnen, Gewürze zugeben.

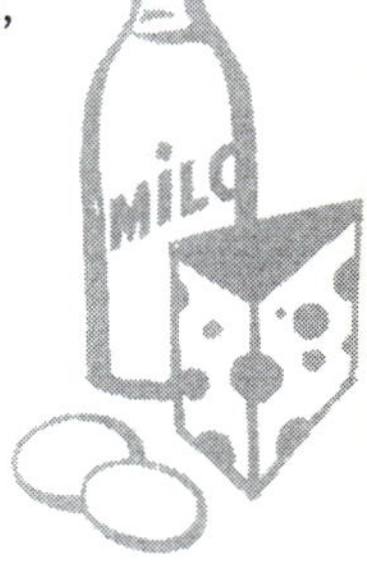

Erste Woche • 5. Tag

Mittagessen: **Rohkost Nr. 9, Bircherkartoffeln, Kräuterquark, Orangensalat**

Bircherkartoffeln:

2 –3 kleine Kartoffeln mit Schale, gut gereinigt

Gewürze: Kümmel, Majoran, Kräutersalz

Zubereitung:

Kartoffeln der Länge nach halbieren, mit der Schnittfläche nach unten auf ein gefettetes und mit Kräutersalz bestreutes Backblech legen. Oberseite der Kartoffeln mit Öl bestreichen und ebenfalls mit Gewürzen und Kräutersalz bestreuen. Im vorgeheizten Ofen bei 180° ca. 20 – 30 Min. backen.

Kräuterquark:

5 EL Magerquark
2 –3 EL Milch
1 EL gehackte frische Kräuter

Zubereitung:

Quark mit Milch glattrühren und mit den Kräutern abschmecken.

Orangensalat:

2 Orangen
1 EL Sanddorn honiggesüßt
1 TL gehackte Nüsse

Zubereitung:

Orangen filieren, in Glasschälchen anrichten, mit Sanddorn honiggesüßt übergießen und mit gehackten Nüssen bestreuen.

Abendessen: **Rohkost Nr. 10, Hirseklößchen, Zwiebelsauce, Frischkäse auf Knäckebrot**

Hirseklößchen:

1 EL Hirseflocken
1 EL Magerquark
1 TL Butter
1/2 Ei

Gewürze: Muskat, Salz, Hefeflocken.

Zubereitung:

Quark und Butter mit Eigelb schaumig rühren, Gewürze und Hirseflocken unterheben, quellen lassen. Eiweiß zu Schnee schlagen, unter die Hirsemasse heben, Klößchen in kochende Gemüsebrühe abstechen.

Zwiebelsauce:

2 EL Zwiebelwürfel, angedünstet.

Zubereitung:

Zwiebelwürfel leicht gebräunt über die angerichteten Klößchen geben, mit Petersilie bestreuen.

Frischkäse:

1 EL Frischkäse auf 1 Knäckebrot, mit Schnittlauch und Tomate garnieren.

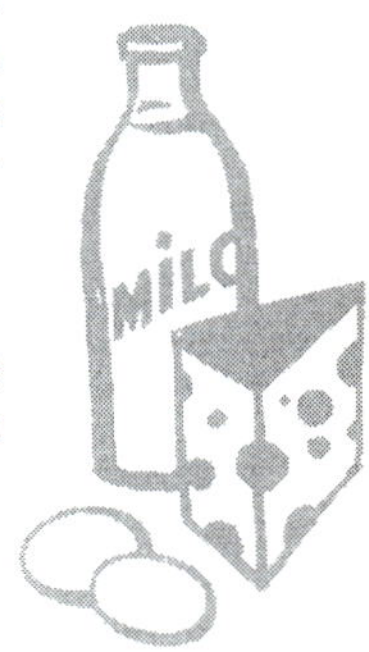

Erste Woche • 6. Tag

Mittagessen: Rohkost Nr. 25, Hirsepfanne, Früchtequarkspeise

Hirsepfanne:

4 EL Hirse
8–10 EL Gemüsebrühe
1/2 Ei
2 EL Gemüsewürfel angedünstet
1 EL Saure Sahne

Gewürze: Schnittlauch, Liebstöckel, Fenchelkraut, Basilikum, Thymian, Rosmarin, Muskat, Knoblauch.

Zubereitung:

Hirse in der Gemüsebrühe 10 – 15 Min. kochen und ausquellen lassen. Würzen. Hirsemasse in gefettete Auflaufform geben, Gemüsewürfel aufstreuen, mit Ei-Sahnemischung übergießen, im Ofen ca. 10 – 15 Min. bei 175° backen, bis die Eimischung stockt.

Früchtequarkspeise:

5 EL Magerquark
2 EL Milch
3 EL Früchte der Saison
1 EL Sanddorn gesüßt
geriebene Zitronenschale

Zubereitung:

Quark mit Milch und Sanddorn glattrühren. Zitronenschale dazugeben. Mit den Früchten garnieren.

Abendessen: Rohkost Nr. 26, Frischkäse, Senfaufstrich, 1 Vollkornbrot, 1 Knäckebrot

Frischkäse:

1 EL Frischkäse
2 EL Hüttenkäse
1 TL Butter als Aufstrichfett

Zubereitung:

Frischkäse und Hüttenkäse zusammenmischen.

Senfaufstrich:

1 EL Margarine
1/2 TL Senf
1 TL Schnittlauch

Zubereitung:

Alle Zutaten zusammenmischen.

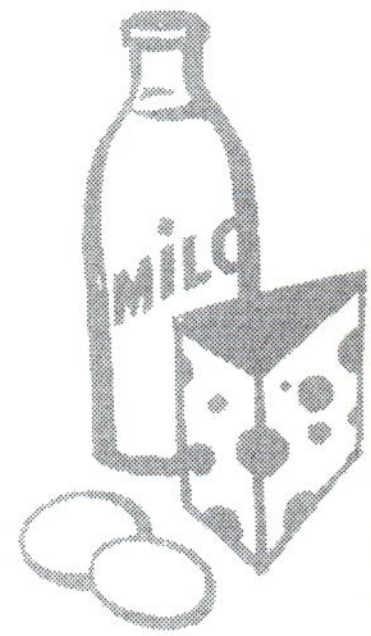

Erste Woche • 7. Tag

Mittagessen: Rohkost Nr. 13, Quarkbratlinge, Dickmilch mit Melone

Quarkbratlinge:

5 EL	Magerquark
4 EL	Hirseflocken oder Haferschrot
1 TL	Zwiebeln, angedünstet
1 EL	Gemüsewürfelchen, angedünstet
1 TL	Olivenöl

Gewürze: Salbei, Kümmel, Petersilie, Speisewürze, Hefeflocken

Zubereitung:

Quark mit Hirse, Zwiebeln und Gemüse vermengen, mit Gewürzen abschmecken und kleine Bratlinge formen und in wenig Öl ausbacken.

Dickmilch:

10 EL	Dickmilch
5 EL	Melonenstücke
1 EL	Sanddorn honiggesüßt

Zubereitung:

Dickmilch mit Sanddorn glattrühren, mit den Melonenwürfeln garnieren.

Abendessen: Rohkost Nr. 14, Pellkartoffeln mit grüner Sauce

2–3	kleine Kartoffeln	als Pellkartoffel zubereiten

Grüne Sauce:

3 EL	Saure Sahne
1 EL	Öl
5 EL	Magerquark
2 EL	frische Kräuter wie: Petersilie, Borretsch, Schnittlauch, Estragon, Sauerampfer, Brennessel, Zitrone, Kerbel, Melisse

Zubereitung:

Alle Zutaten zusammenmischen.

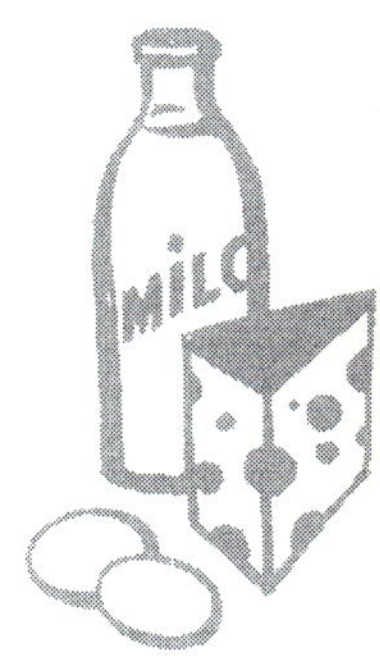

Zweite Woche • 1. Tag

Mittagessen: Rohkost Nr. 15, Vollkornspätzle, Brombeerquark

Spätzle:

4 EL feingem. Weizenvollkornmehl
1 Ei
1 TL Öl
1 TL Sojamehl
Wasser nach Bedarf

Gewürze: Salz, Muskat, Kräuter

Zubereitung:

Aus dem Mehl, Ei, Wasser, Gewürzen Spätzleteig bereiten, und wie üblich verarbeiten.

Brombeerquark:

5 EL Quark
2 EL Milch
3 EL Brombeeren
1 TL Sanddorn gesüßt
1 TL Nüsse gehackt

Zubereitung:

Quark mit Milch glattrühren, mit Sanddorn gesüßt abschmecken. Brombeeren unter den Quark heben, mit dem Rest garnieren. Mit gehackten, gerösteten Nüssen überstreuen.

Abendessen: Rohkost Nr. 16, gefüllte Tomate, Hüttenkäse, 1 Vollkornbrot, 1 Knäckebrot

Gefüllte Tomate:

2 Tomaten
1/2 Becher Hüttenkäse, ca. 100 gr.
1 EL gehackte Zwiebel

Zubereitung:

Tomaten halbieren und Kerngehäuse herausnehmen. Hüttenkäse mit den Kräutern und Zwiebeln abschmecken und in die Tomaten füllen, mit Petersilie garnieren.

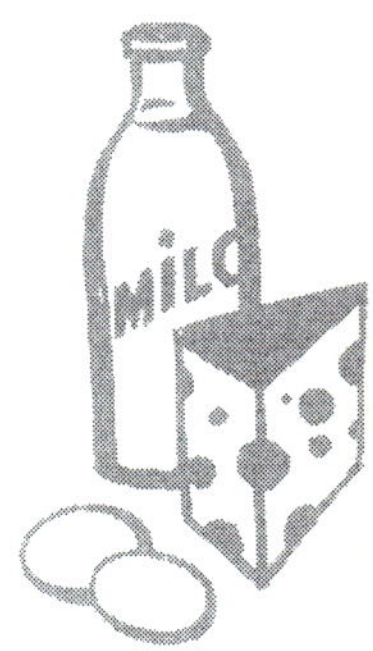

Zweite Woche • 2. Tag

Mittagessen: Rohkost Nr. 17, Quarkkartoffelauflauf, Obstsalat

Quarkkartoffelauflauf:

2 – 3	kleine gedämpfte Pellkartoffeln
3 EL	Quark
1/2	Ei
1 EL	Zwiebelwürfel
1 EL	Kräuter

Gewürze: Knoblauch, Salz, Kümmel, Majoran

Zubereitung:

Kartoffeln pellen, dann reiben oder in feine Scheiben schneiden. Quark mit Ei, Zwiebeln, Gewürzen und Kräutern vermischen, unter die Kartoffeln heben, in feuerfeste Auflaufform füllen und im Ofen ca. 20 – 30 Min. bei 180° backen.

Obstsalat:

2 St.	Obst der Saison
1 EL	Sanddorn gesüßt

Zubereitung:

Aus dem Obst einen Salat bereiten und mit Sanddorn abschmecken.

Abendessen: Rohkost Nr. 18, Grünkernbratling, Obst der Saison

Grünkernbratling:

4 TL	Grünkern grob geschrotet
1 EL	Lauch in Streifen
1 TL	Sojamehl
1 TL	Hefeflocken
1/2	Ei
1 TA	Gemüsebrühe
1 TL	Öl

Gewürze: Curry, Majoran, Dill, Liebstöckel, Oregano, Knoblauch

Zubereitung:

Grünkern mit Gemüsebrühe auf kleiner Flamme ca. 15 Min. köcheln. Dann ausquellen lassen. Gewürze, Kräuter, Lauch, Sojamehl und übrige Zutaten unter die Grünkernmasse heben. In einer Pfanne mit wenig Öl kleine Plätzchen backen. Sollte die Masse nicht genügend binden, mit Hirseflocken oder Kleie anreichern.

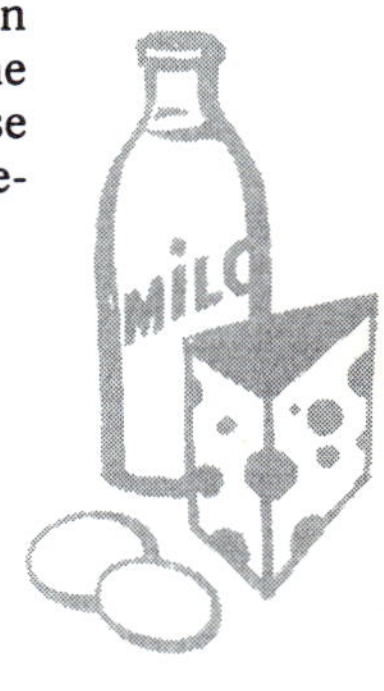

Zweite Woche • 3. Tag

Mittagessen: **Rohkost Nr. 19, Getreidepudding, Sanddornjoghurt**

Getreidepudding:

4 EL	Getreide (Weizen, Hafer, Roggen, Gerste) grob geschrotet
1 TA	Gemüsebrühe
1 EL	Quark
1 EL	Saure Sahne
1 EL	Gemüsewürfel angedünstet
1 EL	Leinsamen geröstet
1 TL	Butter

Gewürze: Kümmel, Thymian, Curry, Basilikum, Hefeflocken, Liebstöckel, Selleriegrün.

Zubereitung:

Getreideschrot in der Gemüsebrühe 15 – 20 Min. kochen. Puddingform mit Butter ausfetten und mit Leinsamen ausstreuen. Alle übrigen Zutaten unter die Getreidemasse heben und in die Form füllen, im Wasserbad ca. 45 Min. köcheln. Dieser Pudding läßt sich auch auf süße Art herstellen. Dann das Getreide in Milch garen und mit Honig süßen.

Sanddornjoghurt:

1 Becher Bioghurt
1 EL Sanddorn gesüßt

Zubereitung:

Bioghurt mit Sanddorn honiggesüßt abschmecken, evtl. mit Früchten garnieren.

Abendessen: **Rohkost Nr. 20, Paprikaaufstrich, 1 Vollkornbrot, 1 Knäckebrot**

Paprikaaufstrich:

5 EL	Magerquark
2 EL	Gervais
1 EL	Paprikawürfel
1 EL	Milch
1/2 TL	Paprikapulver
	Zwiebelringe

Zubereitung:

Alle Zutaten zusammenmischen und mit den Zwiebelringen garnieren.

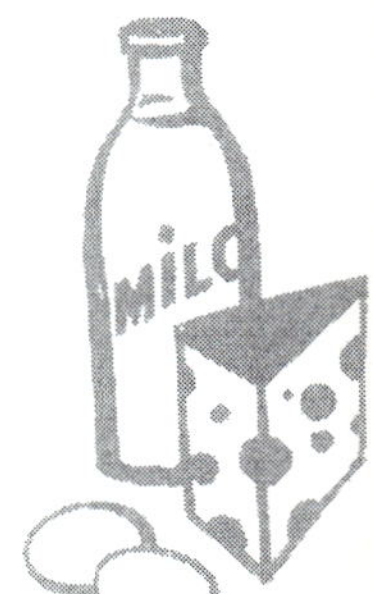

Zweite Woche • 4. Tag

Mittagessen: **Rohkost Nr. 21, Vollkornpfannkuchen, Erdbeerquarkspeise**

Vollkornpfannkuchen:

4 EL Weizenvollkornmehl
8 EL Milch
1/2 Ei oder
1 EL Sojamehl
1 EL Olivenöl

Gewürze: Salz, Muskat

Zubereitung:

Aus den Zutaten Pfannkuchenteig bereiten und in der leicht geölten Pfanne dünne Pfannkuchen backen.

Variation süß:
1 EL Trockenfrüchte, kleingehackt

Erdbeerquarkspeise:

5 EL Magerquark
2 EL Milch
3 EL Erdbeeren
1 EL Sanddorn gesüßt

Zubereitung:

Alle Zutaten in Mixer geben und pürieren. Mit ganzen Früchten garnieren.

Abendessen: **Rohkost Nr. 22, Griechischer Hirtenkäse, 1 Vollkornbrot, 1 Knäckebrot, Obst**

Hirtenkäse:

3 EL Schafskäse gerieben
1 EL Oliven gehackt
1 EL Zwiebelringe
2 EL Quark
Paprika, evtl. etwas Milch

Zubereitung:

Schafskäse mit Oliven und Quark vermischen, mit Paprika abschmecken und mit Zwiebelringen garnieren.

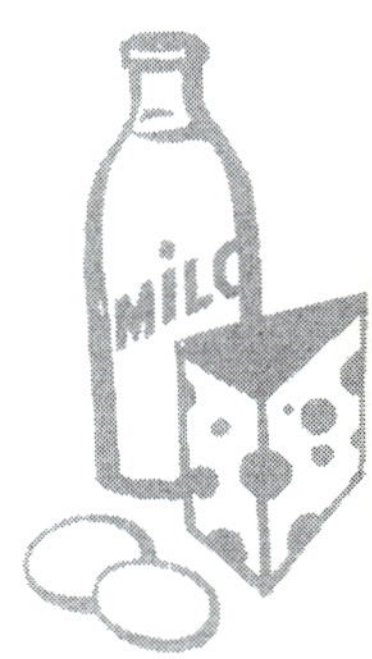

Zweite Woche • 5. Tag

Mittagessen: Rohkost Nr. 23, Gerstenschnitte, Dickmilch mit Früchten

Gerstenschnitte:

4 EL Gerstenschrot
1 TL Sesam
8 EL Gemüsebrühe
1 TL Öl
1 TL Paranüsse, gehackt
1 EL gedünstete Selleriewürfel zum Bestreuen
1 EL Saure Sahne

Gewürze: Koriander, Muskat, Piment, Selleriesalz

Zubereitung:

Schrot in der Gemüsebrühe ca. 15 – 20 Min. kochen, dann ca. 20 Min. ausquellen lassen. Zutaten zusammenmischen. Masse auf ein gefettetes Blech streichen, mit der sauren Sahne bestreichen, Selleriewürfel aufstreuen. Bei 175° ca. 30 Min. backen.

Dickmilch:

10 EL Dickmilch
1 EL Sanddorn gesüßt
1 TL Zitronensaft
3 EL Früchte der Saison

Zubereitung:

Dickmilch mit Sanddorn und Zitronensaft abschmecken und mit den Früchten garnieren.

Abendessen: Rohkost Nr. 24, Kartoffelgratin, Kräuterquarksoße, 2 St. Obst der Saison als Obstsalat

Kartoffelgratin:

2 – 3 kleine gedämpfte Pellkartoffeln
2 EL Gemüsestreifen angedünstet (Karotte, Sellerie, Lauch)
2 EL Milch
1/2 Ei
1 TL Butter für die Form

Gewürze: Muskat, Kümmel, Majoran, Pfeffer, Petersilie

Zubereitung:

Kartoffeln in Scheiben schneiden, würzen, lagenweise mit dem Gemüse in gefettete Auflaufform schichten, mit der Ei-Milchmischung übergießen und bei 175° ca. 30 – 40 Min. im Ofen backen.

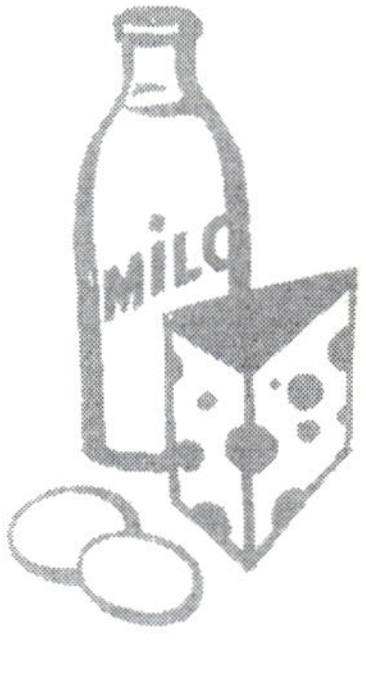

Kräuterquarksoße:

2 EL Magerquark
2 EL Saure Sahne
1 EL frische Kräuter

Gewürze: Pfeffer, Salz, Hefeflocken

Zubereitung:

Alle Zutaten zusammen mischen und verrühren.

Zweite Woche • 6.Tag

Mittagessen: **Rohkost Nr. 11, Risotto mit Tomatenwürfeln, Apfelquark**

Risotto:

4 EL	Naturreis
1 TA	Gemüsebrühe
1	kleine Zwiebel
1	Tomate in Würfeln
1 TL	Olivenöl
1 TL	geriebenen Schafskäse

Gewürze: Oregano, Salz, Pfeffer

Zubereitung:

In die kochende Gemüsebrühe den Reis und Zwiebel geben, Kochplatte auf niedrigste Stufe schalten, ca. 30 – 40 Min. leise kochen und ausquellen lassen. Tomatenwürfel in Olivenöl andünsten und über den Reis geben, mit den Gewürzen und Käse bestreuen.

Apfelquark:

5 EL	Magerquark
1	geriebener Apfel
1 – 2 EL	Milch
1 EL	Sanddorn honiggesüßt
1 TL	Zitronensaft oder etwas geriebene Zitronenschale

Zubereitung:

Quark mit Sanddorn, Zitronensaft und Milch glattrühren, Apfel dazu geben, mit Früchten der Saison garnieren.

Abendessen: **Rohkost Nr. 12, Gefüllte Gurke, 1 Vollkornbrot, 1 Knäckebrot**

Gefüllte Gurke:

1/4	Gurke ausgehöhlt
3 TL	Tartex
2 EL	Sahne

Zubereitung:

Tartex mit Sahne glattrühren und in die vorbereitete Gurke füllen.

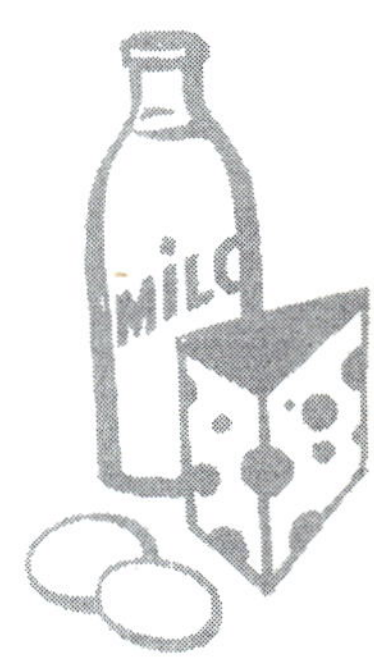

Zweite Woche • 7. Tag

Mittagessen: **Rohkost Nr. 27, Kartoffelbratlinge, Milchreis mit Früchten**

Kartoffelbratlinge:

2	kleine Kartoffeln, in der Schale gedämpft
2 EL	Gemüsewürfel angedünstet
1 EL	Hirseflocken
1 TL	Olivenöl
1	Eigelb
1 TL	Sojamehl

Gewürze: Muskat, Salz, gehackte Kräuter

Zubereitung:

Kartoffeln schälen und noch warm durchpressen. Mit dem Eigelb, Hirseflocken, Gemüse und Gewürzen einen Teig bereiten und Plätzchen formen. In gefetteter Bratpfanne backen.

Milchreis:

1 EL	Rundkornnaturreis
1/2 TA	Wasser, Milch nach Bedarf
2 EL	Früchte, gewürfelt
1 TL	Sanddorn, gesüßt

Gewürze: geriebene Zitronenschale, Zimt

Zubereitung:

Reis in Wasser ca. 35 Min. dünsten, etwas Milch angießen und ausquellen lassen, abkühlen. Früchte, Zitronenschale und Zimt unterziehen.

Abendessen: **Rohkost Nr. 28, Bressotquarkcreme, 1 Vollkornbrot, 1 Knäckebrot, Obst der Saison**

Bressotquark:

3 EL	Bressotkäse
2 EL	Magerquark
1 EL	Milch
1	Tomate

Zubereitung:

Bressot mit Quark und Milch zusammenmischen, mit Tomaten garnieren.

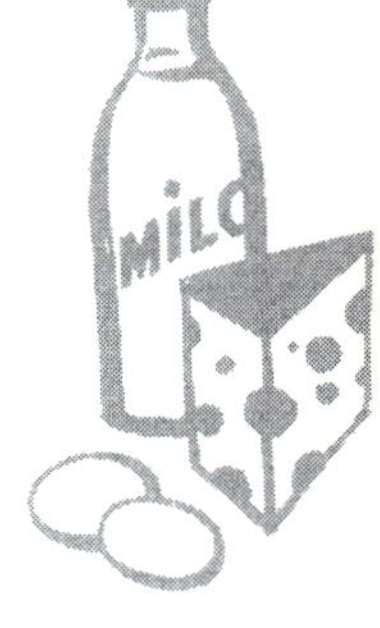

4.6 Heilnahrung ohne tierisches Eiweiß – Rezepte für 2 Wochen

Süße Frühstücksaufstriche ohne tierisches Eiweiß

Haselnußaufstrich

100 g	Haferflocken
100 ml	Mineralwasser
1–2 EL	Zitronensaft
1–2 EL	Honig
100 g	Bananenmus
100 g	Haselnußmus

Tip: Für glutenfreie Kost anstelle von Haferflocken, Reis- oder Hirseflocken nehmen

Zubereitung:

Die Haferflocken ohne Fettzugabe leicht anbräunen. Den Honig und die Bananen unter das Haselnußmus rühren und mit Zitronensaft abschmecken. Die abgekühlten Haferflocken dazugeben und soviel Mineralwasser zugeben, bis eine streichfeste Masse entstanden ist.

Himbeeraufstrich

100 g	Himbeeren
100 g	eingeweichte Aprikosen (50 g Trockengewicht)
100 g	gemahlene Cashewkerne
etwas	abgeriebene, unbehandelte Zitronenschale

Zubereitung:

Die Cashewkerne leicht anbräunen und abkühlen lassen. Die Himbeeren zusammen mit den Aprikosen pürieren. Dann soviel Nüsse unterziehen, bis eine streichfähige Masse entstanden ist. Mit Zitronenschale würzen und evtl. noch mit etwas Honig süßen.

Weitere Frühstückvarianten ohne tierisches Eiweiß

Müslirezepte finden Sie auf den Seiten 64 bis 67: Milch, Quark, Bioghurt und Käse jedoch gegen Sojamilch, Mandelmilch oder Fruchsäfte tauschen!

Pikante Aufstriche für das Frühstückbrot finden Sie auch in den folgenden Rezepten für das Abendessen.

Heilnahrung ohne tierisches Eiweiß
1. Woche

	Montag	Dienstag	Mittwoch	Donnerstag	Freitag	Samstag	Sonntag
Frühstück	• Müsli Nr. 1 mit Mandelmilch • Himbeeraufstrich • Knäckebrot	• Müsli Nr. 2 mit Sojamilch • Haselnußaufstrich • Sesamvollkornbrötchen	• Müsli Nr. 3 mit Feigenmilch • Vegetarische Pastete • Knäckebrot	• Müsli Nr. 4 mit Kokosmilch • Hülsenfruchtaufstrich • Vollkornbrötchen	• Müsli Nr. 5 mit Bananenmilch • Avocado-Fenchelcreme • Vollkornbrot	• Müsli Nr. 6 mit Nußmilch • Griechischer Aufstrich • Sonnenblumenvollkornbrötchen	• Müsli Nr. 7 mit Fruchtsaft • Tofucreme • Knäckebrot
Mittagessen	• Rohkostplatte • Hafer-Tofu-Gemüse • Obstsalat mit Sonnenblumensprossen	• Rohkostplatte • Gerstenring mit Zucchiniragout • Obst der Saison mit Nüssen	• Rohkostplatte • Kartoffelauflauf • Himbeeren mit Weizenkeimlingen	• Rohkostplatte • Roggengrütze • Grapefruitcocktail	• Rohkostplatte • Bircher-Kartoffeln mit Kräutertofusauce • Orangensalat mit Kürbiskeimlingen	• Rohkostplatte • Hirse-Zucchini-Pfanne	• Rohkostplatte • Kräuterpolenta mit Tomatensauce
Abendessen	• Rohkostplatte • Indischer Reissalat mit Kichererbsensprossen	• Rohkostplatte • Azukibohnenaufstrich • Vollkornbrot • Knäckebrot • Reiscracker	• Rohkostplatte • Avocadocreme indisch • Vollkornbrot • Knäckebrot • Reiscracker	• Rohkostplatte • Tofusalat • Vollkornbrot • Knäckebrot • Reiscracker	• Rohkostplatte • Gemüsehirse an Paprikasauce	• Rohkostplatte • Indischer Brotaufstrich • Vollkornbrot • Knäckebrot • Reiscracker	• Rohkostplatte • Pellkartoffeln mit grüner Tufusauce

Zwischen den Mahlzeiten trinken: Kräutertees, Wasser, Fruchtsaft 1/2 mit Wasser verdünnt (☞ S. 46).
Bei Bedarf: Obst, Obstsalat oder Beeren mit Milch.

Heilnahrung ohne tierisches Eiweiß
2. Woche

	Montag	Dienstag	Mittwoch	Donnerstag	Freitag	Samstag	Sonntag
Frühstück	• Müsli Nr. 1 mit Mandelmilch • Himbeeraufstrich • Knäckebrot	• Müsli Nr. 2 mit Sojamilch • Haselnußaufstrich • Sesamvollkornbrötchen	• Müsli Nr. 3 mit Feigenmilch • Vegetarische Pastete • Knäckebrot	• Müsli Nr. 4 mit Kokosmilch • Hülsenfruchtaufstrich • Vollkornbrötchen	• Müsli Nr. 5 mit Bananenmilch • Avocado-Fenchelcreme • Vollkornbrot	• Müsli Nr. 6 mit Nußmilch • Griechischer Brotaufstrich • Sonnenblumenvollkornbrötchen	• Müsli Nr. 7 mit Fruchtsaft • Tofucreme • Knäckebrot
Mittagessen	• Rohkostplatte • Dinkelnudeln mit grüner Nußsauce • Brombeerspeise	• Rohkostplatte • Kartoffel-Pilz-Gratin • Obstsalat mit Sesamsprossen	• Rohkostplatte • Getreidemüslirösti • Birnenmus mit Hafersprossen	• Rohkostplatte • Vollkornkräutercrêpes • Erdbeercreme	• Rohkostplatte • Weizengemüse an Linsengemüsemus • Apfel in Zitronensahne und Weizensprossen	• Rohkostplatte • Naturreisrisotto mit Tomatenwürfeln • Schwarze Johannisbeeren an Zimtschaum	• Rohkostplatte • Kartoffelknödel • Pflaumenmus
Abendessen	• Rohkostplatte • Gefüllte Tomaten • Vollkornbrot	• Rohkostplatte • Grünkernrisotto	• Rohkostplatte • Avocado-Fenchel-Champignoncreme • Vollkornbrot • Knäckebrot	• Rohkostplatte • Griechischer Brotaufstrich • Vollkornbrot • Knäckebrot	• Rohkostplatte • Mangold-Bataten-Gratin	• Rohkostplatte • Gefüllte Gurke • Vollkornbrot • Knäckebrot	• Rohkostplatte • Tofu-Kräuter-Salat • Vollkornbrot • Knäckebrot

Zwischen den Mahlzeiten trinken: Kräutertees, Wasser, Fruchtsaft 1/2 mit Wasser verdünnt (☞ S. 46).
Bei Bedarf: Obst, Obstsalat oder Beeren mit Milch.

Erste Woche • 1. Tag

Mittagessen: **Frischkost mit Sauce Nr. 1, Hafer-Tofu-Gemüse, Obstsalat mit Sonnenblumensprossen.**

Hafer-Tofu-Gemüse:

3 EL	Haferkerne ca. 45 g
100 ml	Gemüsebrühe
1 EL	Zwiebelwürfel
1 EL	Selleriewürfel
1 EL	Möhrenwürfel
1 EL	Lauchwürfel
2 TL	Olivenöl
50 g	Tofu in Würfel

Gewürze: Koriander, Fenchel, Curry, Sojasauce, Pfeffer, Meersalz

Tip: Für glutenfreie Kost anstelle von Hafer, Hirse verwenden

Zubereitung:

Hafer waschen und zusammen mit dem Gemüse in 1 TL Öl anschwitzen. Gemüsebrühe angießen, aufkochen und auf kleiner Flamme 15 – 20 Min. ausquellen lassen, mit Koriander und Fenchel würzen. Inzwischen die Tofuwürfel mit Sojasauce und Curry marinieren. Im restlichen Öl den Tofu erhitzen und über das Hafergemüse geben. Mit Meersalz und Pfeffer würzen, mit Petersilie bestreuen.

Obstsalat mit Sonnenblumensprossen:

1/2	Apfel
1/2	Banane
1 TL	Sanddorn honiggesüßt
1 EL	Beerenfrüchte der Saison
1 EL	Sonnenblumensprossen

Zubereitung:

Aus den Früchten einen Salat bereiten, mit Sanddorn marinieren und mit Sonnenblumensprossen bestreuen.

Abendessen: **Frischkost mit Sauce Nr. 2, Indischer Reissalat mit Kichererbsensprossen**

Naturreissalat:

3 EL	Naturreis, ca. 45 g
150 ml	Gemüsebrühe
2 EL	Saure Sahne
	Zitronensaft
1/2	Apfel
1/2	Banane
1 EL	Kichererbsensprossen

Zubereitung:

Reis warm und kalt waschen, in der Gemüsebrühe aufkochen, auf kleiner Flamme 30 – 40 Min. köcheln lassen, auf der ausgeschalteten Herdplatte nachquellen lassen. Saure Sahne mit Zitronensaft, Curry und Meersalz pikant abschmecken. Obst in kleine Würfel schneiden und unter die Salatsauce heben. Zum Schluß den ausgekühlten Reis unterziehen und mit den 2 Minuten blanchierten, kalt abgespülten Kichererbsen bestreuen.

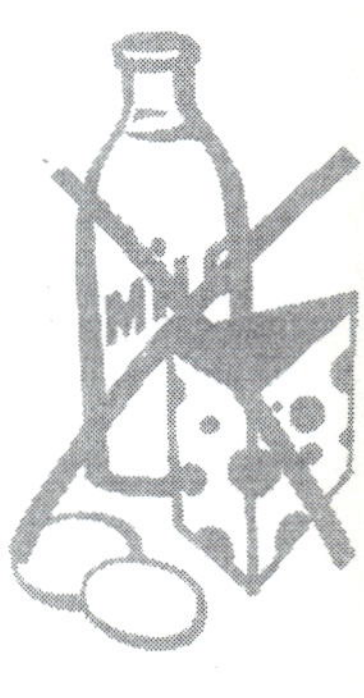

Erste Woche • 2. Tag

Mittagessen:

Frischkostteller mit Sauce Nr. 1, Gerstenring mit Zucchiniragout, Obst der Saison mit Nüssen

Gerstenring mit Zucchiniragout:

3 EL	Gerstenschrot, ca. 45 g
100 ml	Gemüsebrühe
	Salbei, Basilikum
1 TL	Olivenöl
1 EL	Zwiebelwürfel
100 g	Zucchiniwürfel
1	Tomate in Würfeln
100 – 150 g	Obst der Saison
5 g	Nußkerne

Gewürze: Knoblauch, Oregano, Meersalz

Tip: Für glutenfreie Kost anstelle von Gerste, Reis verwenden

Zubereitung:

Gerstenschrot in der Gemüsebrühe zum Kochen bringen, dabei ständig umrühren. Gerste setzt leicht an. 15 – 20 Min. auf kleinster Flamme köcheln, auf der ausgeschalteten Herdplatte nachquellen lassen, mit Basilikum und Salbei würzen. Zwiebelwürfel und Knoblauch in Olivenöl anschwitzen, die Zucchiniwürfel dazugeben und bißfest dünsten. Kurz vor Garende die Tomatenwürfel unterheben und mit Oregano, Pfeffer und Meersalz würzen. Die Gerste in eine Reisrandform drücken und auf einen Teller stürzen, mit Zucchiniragout füllen.

Abendessen:

Frischkostteller mit Sauce Nr. 2, Azukibohnenaufstrich, 1 Vollkornbrot, 1 Knäckebrot oder 1 glutenfreies Brot, 1 Reiscracker natur

Azukibohnenaufstrich:

3 EL	Azukibohnen, ca. 45 g
1/2	Lorbeerblatt, Nelke, Piment
1/8 l	Gemüsebrühe
30 g	Butter oder Reformmargarine
1 EL	Zwiebelwürfel

Gewürze: Knoblauch, Kräutersalz, Sesam, Thymian, Basilikum, Zitronensaft

Tip: Dieser Aufstrich (in 2 – 3 Portionen aufgeteilt) hält sich im Kühlschrank mehrere Tage. Mit roten Linsen ist die Kochzeit nur halb so lange. Evtl. Fertigprodukt vom Reformhaus

Zubereitung:

Die Azukibohnen 1 Stunde einweichen, dann in der Gemüsebrühe mit den Gewürzen zum Kochen bringen und auf kleiner Flamme in 1 Stunde weichkochen. Die Hälfte der Butter erhitzen, Zwiebelwürfel und Knoblauch darin glasig dünsten, abkühlen. Die Bohnen pürieren und unter das Buttergemisch rühren. Mit Kräutern und Zitronensaft pikant abschmecken und 2 – 3 Stunden durchziehen lassen.

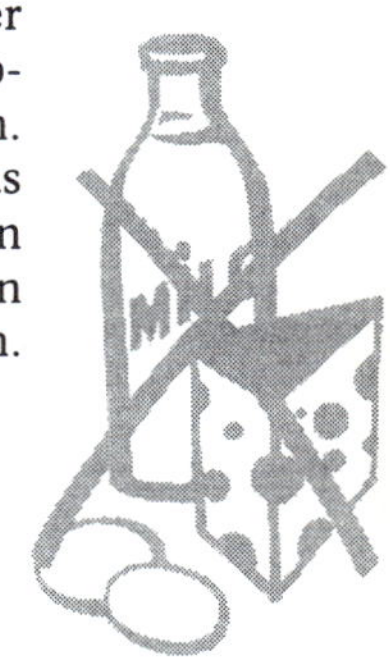

Mittagessen:

Frischkostteller mit Sauce Nr. 1, Kartoffelauflauf, Himbeeren mit Weizenkeimlingen, oder für glutenfreie Kost Sonnenblumenkeimlinge

Kartoffelauflauf:

120 g	Kartoffeln in Scheiben
1 EL	Möhrenwürfel
1 EL	Selleriewürfel
1 EL	Zwiebelwürfel
50 g	Tofu in Würfel
2 EL	Sojamilch

Gewürze: Hefeflocken, Muskat, Majoran, Meersalz, etwas Gemüsebrühe

Zubereitung:

Eine Auflaufform mit Butter ausstreichen, die Kartoffeln mit dem Gemüse und Tofu schichtweise einfüllen und jede Schicht würzen. Mit Sojamilch und Gemüsebrühe angießen und ca. 35 – 40 Min. im Ofen backen.

Himbeeren mit Weizenkeimlingen:

100 g	Himbeeren
1 EL	Sahne, etwas Honig
1 EL	Weizenkeimlinge

Zubereitung:

Sahne mit Honig verrühren, die Weizenkeimlinge unterziehen und über die Himbeeren geben.

Abendessen:

Frischkostteller mit Sauce Nr. 2, Avocadocreme „indisch“, 1 Vollkornbrot, 1 Knäckebrot oder 1 glutenfreies Brot, 1 Reiscracker natur

Avocadocreme „indisch“:

1/2	Avocado, ca. 100 g
50 g	Kürbis geraspelt
1 EL	Zwiebelwürfel
50 g	Möhren geraspelt

Gewürze: Ingwer, Sojasauce, Zitronensaft, Meersalz

Zubereitung:

Avocadofruchtfleisch mit Gabel zerdrücken. Die übrigen Zutaten untermischen und pikant abschmecken.

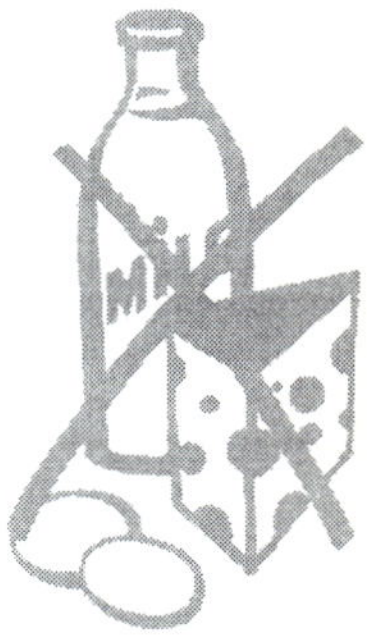

Mittagessen: Frischkostteller mit Sauce Nr. 1, Roggengrütze, Grapefruitcocktail

Roggengrütze:

3 EL	grobes Roggenschrot
1/8 l	Gemüsebrühe
1 EL	Zwiebelwürfel
1 TL	Butter
1 TL	Sesam
3 EL	feine Rote Beete-Würfel
1–2 EL	Saure Sahne

Gewürze: Wacholder, Piment, Rosmarin, Thymian, Lorbeer, Kümmel, Meersalz, Pfeffer

Tip: Für gluteinfreie Kost anstelle von Roggen Quinoa verwenden.

Zubereitung:

Die Gemüsebrühe mit den Gewürzen erwärmen, Schrot dazugeben und auf kleiner Flamme 15 – 20 Min. kochen, dann auf der ausgeschalteten Herdplatte nachquellen lassen. Zwiebel in Butter andünsten, Rote-Beete-Würfel und 2 EL Gemüsebrühe dazugeben und gardünsten, pürieren und würzen. Die saure Sahne unter das Mus ziehen. Die Grütze auf einem Teller anrichten, mit dem Mus garnieren und mit Sesam bestreuen.

Grapefruitcocktail:

1/2	Grapefruit
1 EL	Sahne
1 TL	Honig

Gewürze: Ingwer, frisch oder gemahlen

Zubereitung:

Das Fruchtfleisch in gleichmäßige Segmente schneiden. Sahne mit Honig verrühren, pikant mit Ingwer abschmecken und über die Grapefruit geben.

Abendessen: Frischkostteller mit Sauce Nr. 2, Tofusalat, 1 Vollkornbrot, 1 Knäckebrot oder glutenfreies Brot, 1 Reiscracker

Tofusalat

50 g	Tofu in kleine Würfel
1 EL	Sonnenblumenöl, kaltgepreßt
1 EL	Tomatenwürfel
1 EL	Zwiebelwürfel
1 TL	gehackte Kräuter
1/2	Avocado in Würfel

Gewürze: Meersalz, Pfeffer, Obstessig

Zubereitung:

Meersalz in Obstessig auflösen, das Öl dazuschlagen. Kräuter, Zwiebel und Tofu unterheben und ziehen lassen. Tomaten- und Avocadowürfel locker unter den Salat heben.

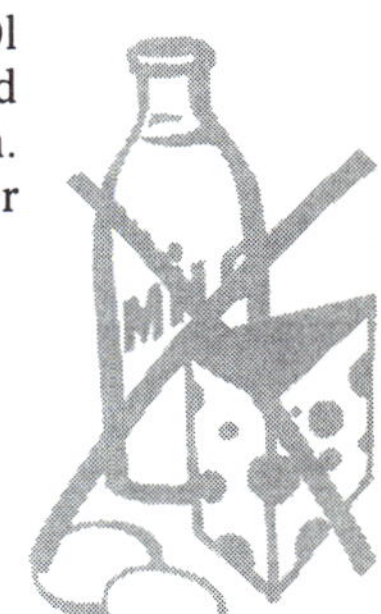

Erste Woche • 5. Tag

Mittagessen: **Frischkostteller mit Sauce Nr. 1, Bircher-Kartoffeln mit Kräutertofusauce, Orangensalat mit Kürbiskeimlingen**

Bircher-Kartoffeln:

2 – 3 kleine Kartoffeln mit Schale, gut gewaschen

Gewürze: Kümmel, Majoran, Kräutersalz

Zubereitung:

Kartoffeln der Länge nach halbieren, Schnittfläche nach unten auf ein gefettetes und mit Kräutersalz bestreutes Backblech legen. Oberseite der Kartoffeln mit Öl bestreichen und ebenfalls mit Kräutersalz und Gewürzen bestreuen. Im vorgeheizten Ofen bei 180° ca. 20 – 30 Min. backen.

Kräutertofusauce:

50 g	Tofu fein geraspelt
2 EL	Sonnenblumenöl, kaltgepreßt
1 EL	gehackte Kräuter, Basilikum, Oregano
1– 2 TL	Zitronensaft

Meersalz, Sojasauce

Zubereitung:

Alle Zutaten im Mixer 20 Sekunden pürieren bis eine glatte Masse entsteht. Mit Kräutern und Salz pikant abschmecken.

Orangensalat:

2	kleine Orangen
1 EL	Sanddorn honiggesüßt
1 EL	Kürbiskeimlinge

Zubereitung:

Orangen filieren und in Glasschälchen anrichten, mit Sanddorn übergießen und mit Kürbiskeimlingen bestreuen.

Abendessen: **Frischkostteller mit Sauce Nr. 2, Gemüsehirse an Paprikasauce**

Gemüsehirse an Paprikasauce:

3 EL	Hirse ca. 45 g
1/8 l	Gemüsebrühe
1 EL	Selleriewürfel
1 EL	Zwiebelwürfel
1 EL	Erbsen
1 EL	Möhrenwürfel
1 TL	Öl
	Dill, Koreander, Meersalz
1/2	Paprikaschote rot, gewürfelt
1–2 EL	Sahne

Zubereitung:

Hirse warm und kalt abspülen und zusammen mit dem Gemüse anschwitzen. Gemüsebrühe angießen, aufkochen und auf kleiner Flamme 5 – 10 Min. köcheln lassen, dann auf der ausgeschalteten Herdplatte nachquellen lassen. Mit Dill, Koreander und Meersalz würzen. Inzwischen die Paprika dünsten, pürieren und mit der Sahne aufschlagen, zur Hirse reichen.

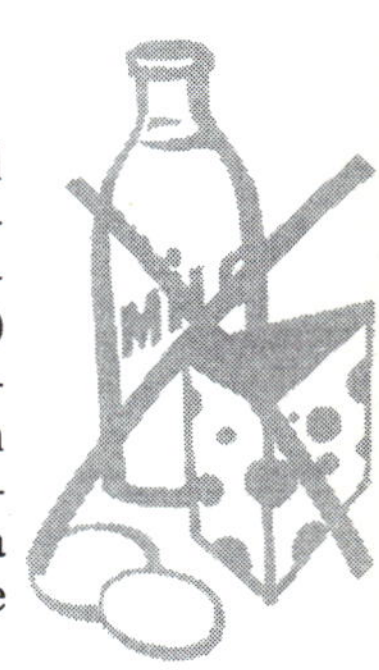

Erste Woche • 6. Tag

Mittagessen: Frischkostteller mit Sauce Nr. 1, Hirse-Zucchini-Pfanne

Hirse-Zucchini-Pfanne:

3 EL Hirse
1/8 l Gemüsebrühe
50 g Zucchini grob geraspelt
1 EL Zwiebelwürfel
1 TL Öl
1 EL Sahne
50 g Tofu

Gewürze: Meersalz, Pfeffer, Dill, Basilikum, Knoblauch, Oregano

Zubereitung:

Die Hirse warm und kalt waschen, mit Gemüsebrühe aufkochen und auf kleiner Flamme 5 – 10 Min köcheln. Auf der ausgeschalteten Herdplatte nachquellen lassen. Mit Basilikum und Dill würzen. Das Olivenöl erhitzen, Zwiebel, Knoblauch und Tofuwürfel anschwitzen, die Zucchini dazugeben und bißfest dünsten. Die Sahne angießen und über die angerichtete Hirse geben.

Bananensalat:

1 reife Banane
etwas Aprikosensaft
1 P Zimt
1 P Ingwer
1 EL Leinsamensprossen
etwas abgeriebene unbehandelte Zitronenschale

Zubereitung:

Die Banane schälen, halbieren und eine Hälfte mit einer Gabel zerdrücken, soviel Aprikosensaft unterrühren, bis eine cremige Masse entstanden ist. Mit Zimt, Ingwer und Zitronenschale abschmecken. Die andere Hälfte in Scheiben schneiden und zusammen mit den Leinsamensprossen über das Mus geben.

Abendessen: Frischkostteller mit Sauce Nr. 2, Indischer Brotaufstrich, 1 Vollkornbrot, 1 Knäckebrot oder 1 glutenfreies Brot, 1 Reiscracker natur

Indischer Brotaufstrich:
(zwei Portionen)

1 TL Olivenöl
2 EL feine Selleriewürfel
1 EL Zwiebelwürfel
1/4 Apfel fein gewürfelt
1 EL kräftige Gemüsebrühe
1 EL Mandelsplitter
50 g Butter oder Pflanzenmargarine

Gewürze: Curry, Kukuma, Pfeffer, Meersalz

Zubereitung:

Olivenöl erwärmen, Sellerie- und Zwiebelwürfel darin anschwitzen. Mit Pfeffer, Salz, Curry und Kukuma würzen. Apfelwürfel und Gemüsebrühe dazugeben und zugedeckt das Gemüse bißfest dünsten. Die Mandelsplitter ohne Fettzugabe hellbraun rösten. Die Butter schaumig rühren, das abgekühlte Gemüse und die Mandelsplitter unterheben und 2 – 3 Stunden durchziehen lassen. Hält sich im Kühlschrank mehrere Tage.

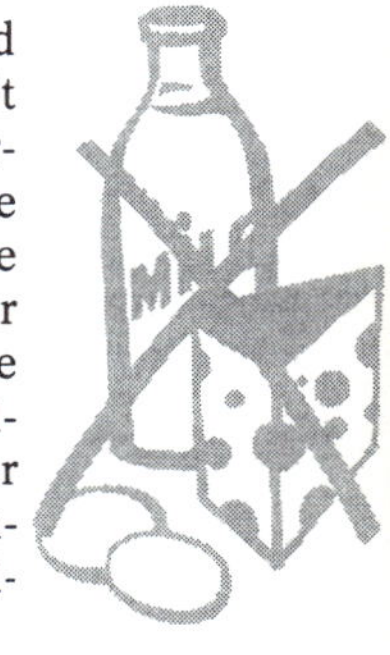

Erste Woche • 7. Tag

Mittagessen: Frischkostteller mit Sauce Nr. 1, Kräuterpolenta mit Tomatensauce

Kräuterpolenta:

1 TL	Olivenöl
1 EL	Zwiebelwürfel
1 Mp.	Knoblauch
ca.180 ml	Gemüsebrühe
3 EL	Maisgrieß, 45 g
1 EL	frisch gehackte Kräuter wie Petersilie, Thymian, Koreander

Gewürze: Muskat, Meersalz, Pfeffer

Zubereitung:

Olivenöl erhitzen, Zwiebelwürfel und Knoblauch darin anschwitzen. Gemüsebrühe dazugießen, würzen und Maisgrieß einstreuen, zum Kochen bringen. Auf kleiner Flamme ca. 10 – 15 Min. kochen, dann auf der ausgeschalteten Herdplatte ausquellen lassen. Die frischgehackten Kräuter unterheben.

Melonensalat:

150 g	Melonenfruchtfleisch
1 EL	Sahne
1 EL	Sanddorn honiggesüßt
1 EL	Haselnüsse grob gehackt
1 EL	Gerstensprossen

Tip: Für gluteinfreie Kost anstelle von Gerstensprossen, Sonnenblumensprossen verwenden.

Zubereitung:

Die Sahne mit Sanddorn verrühren, die Nüsse und Gerstensprossen unterziehen und über die Melone geben.

Abendessen: Frischkostteller mit Sauce Nr. 2, Pellkartoffeln mit grüner Tofusauce

Pellkartoffeln:

2–3	kleine Kartoffeln, ca. 200 g

Zubereitung:

Die Kartoffeln als Pellkartoffel zubereiten.

Grüne Sauce:

50 g	Tofu
1 EL	Sonnenblumenöl
etwas	Zitronensaft
2 EL	frisch gehackte Kräuter wie Petersilie, Borretsch, Schnittlauch, Estragon, Sauerampfer, Brennessel, Kerbel, Zitronenmelisse

Zubereitung:

Tofu mit Öl und Zitronensaft pürieren, mit den Kräutern pikant abschmecken und evtl. mit Salz und Pfeffer würzen.

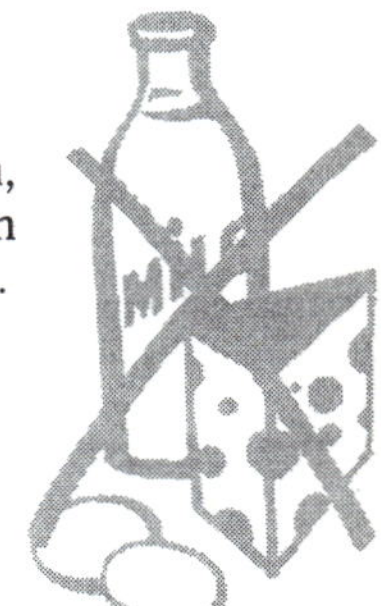

Zweite Woche • 1. Tag

Mittagessen: Frischkostteller mit Sauce Nr. 1, Dinkelnudeln mit grüner Nußsauce, Brombeerspeise

Dinkelnudeln: (vier Portionen)

200 g	feines Dinkelvollkornmehl
2 EL	kaltgepreßtes Olivenöl
150 ml	lauwarmes Wasser
	Meersalz

Tip: Für glutenfreie Kost anstelle von Dinkelnudeln, glutenfreie Teigwaren aus dem Reformhaus

Zubereitung:

Aus den Zutaten einen elastischen Nudelteig bereiten und 30 Min. ruhen lassen. Dann dünn ausrollen, in eine beliebige Form schneiden und in reichlich Salzwasser bißfest kochen.

Grüne Nußsauce:

1/2	Bund Petersilie abgezupft
1	kleine Chilischote
50 g	weiße Mandeln
25 g	Walnußkerne
4 EL	kaltgepr. Sonnenblumenöl

Gewürze: Meersalz, schwarzer Pfeffer

Zubereitung:

Alle Zutaten zusammen im Mixer pürieren, mit Meersalz und Pfeffer würzen und über die heißen Nudeln geben.

Brombeerspeise:

25 g	Tofu
1 TL	Honig
1 TL	Sanddorn
1 EL	Sojamilch
1 TL	Nußmus
3 EL	Brombeeren
1 EL	Aprikosenwürfel

Zubereitung:

Den Tofu zusammen mit Honig, Sanddorn, Sojamilch und Nußmus pürieren. Die Sauce auf einen gekühlten Teller geben und die Früchte darüber verteilen.

Abendessen: Frischkostteller mit Sauce Nr. 2, gefüllteTomaten, 1 Vollkornbrot oder 1 glutenfreies Brot

Gefüllte Tomaten:

2	große Tomaten
etwas	Obstessig
1 EL	kaltgepr. Sonnenblumenöl
25 g	Tofu, kleingewürfelt
1 EL	Zwiebelwürfel
1 EL	Paprikawürfel
2 EL	Weizensprossen
1 EL	Apfelwürfel

Gewürze: Koreander, Pfeffer, Meersalz

Zubereitung:

Die Tomaten halbieren, das Kerngehäuse herausnehmen. Das Salz in Obstessig auflösen, das Öl darunter schlagen, übrige Zutaten dazumischen und kräftig würzen. Den Salat in die Tomaten füllen und mit Petersilie garnieren.

Tip: Für glutenfreie Kost anstelle von Weizensprossen Kürbissprossen verwenden

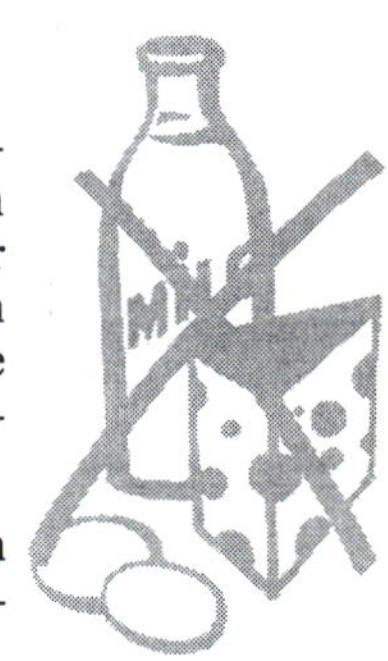

Zweite Woche • 2. Tag

Mittagessen:

Frischkostteller mit Sauce Nr. 1, Kartoffel-Pilz-Gratin, Obstsalat mit Sesamsprossen

Kartoffel-Pilz-Gratin:

2–3 kleine Kartoffeln, 180 g
50 g Champignons
1 EL Zwiebelwürfel
1 TL Olivenöl
3 EL Sojamilch
1 TL Hafervollkornmehl

Gewürze: Thymian, Petersilie, Meersalz, Pfeffer

Tip: Für glutenfreie Kost anstelle von Hafervollkornmehl, Reisflocken verwenden

Zubereitung:

Kartoffeln schälen, in dünne Scheiben schneiden und in eine gefettete Auflaufform schichten. Das Olivenöl erhitzen, die Zwiebelwürfel glasig dünsten, die Champignons ebenfalls mit andünsten. Das Hafermehl einstreuen, mit der Milch ablöschen und kräftig würzen. Die Masse über die Kartoffeln geben und im Ofen 30 – 40 Min. backen.

Obstsalat

100–150 g Obst der Saison
1 EL Sanddorn honiggesüßt
1 EL Sesamsprossen

Zubereitung:

Aus dem Obst einen Salat bereiten, mit Sanddorn marinieren und mit den Sesamsprossen bestreuen.

Abendessen:

Frischkostteller mit Sauce Nr. 2, Grünkernrisotto

Grünkernrisotto:

1 TL Olivenöl
2 EL Grünkern, ca. 45 g
1 EL Zwiebelwürfel
100 ml Gemüsebrühe
1 TL Hefeflocken
2 EL Lauchwürfel
1 EL Petersilienwurzelwürfel

Gewürze: Estragon, Basilikum

Tip: Für glutenfreie Kost anstelle von Grünkern, Reis oder Mais verwenden. Andere Garzeiten beachten!

Zubereitung:

Das Olivenöl erhitzen und die Zwiebelwürfel mit dem Grünkern anschwitzen. Mit Gemüsebrühe angießen, aufkochen und 15 Min. auf kleiner Flamme köcheln, nach 5 Min. die Petersilienwurzel und nach 10 Min. den Lauch hinzufügen. Mit Hefeflocken und Gewürzen abschmecken.

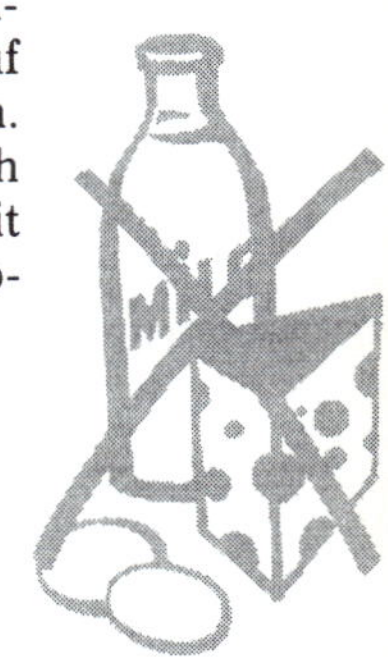

Zweite Woche • 3. Tag

Mittagessen: Frischkostteller mit Sauce Nr. 1, Getreidemüslirösti, Birnenmus mit Hafersprossen

Getreidemüslirösti:

3 EL	Kruskamischung, 45 g ganz grob geschrotet
1/8 l	Gemüsebrühe
1 EL	Olivenöl
4 EL	Gemüsestreifen

Gewürze: Liebstöckel, Thymian, Curry, Koreander, Rosmarin, Estragon

Tip: Für glutenfreie Kost anstelle von Getreide, feingeriebene rohe Kartoffeln verwenden.

Zubereitung:

Das Getreideschrot in der Gemüsebrühe ca. 20 Min. auf kleiner Flamme kochen und auf der ausgeschalteten Herdplatte ausquellen lassen. Inzwischen die Hälfte des Olivenöls erhitzen, das Gemüse darin glasig dünsten und unter das Getreide mischen, mit den Gewürzen kräftig abschmecken und mit dem restlichen Öl wie Rösti zubereiten.

Birnenmus mit Hafersprossen:

150 g	Birne
etwas	Zitronensaft
1 P	Zimt
1 P	Ingwer
1 EL	Sahne, gesüßt aufgeschlagen
1 EL	Hafersprossen

Tip: Für glutenfreie Kost anstelle von Hafersprossen, Sesamsprossen verwenden.

Zubereitung:

Die Birne nach Belieben fein oder grob raspeln, sofort mit Zitronensaft vermischen, mit Zimt und Ingwer abschmecken. Mit Sahne und den Hafersprossen garnieren.

Abendessen: Frischkostteller mit Sauce Nr. 2, Avocado-Fenchel-Champignoncreme, 1 Vollkornbrot, 1 Knäckebrot oder 1 glutenfreies Brot, 1 Reiscracker natur

Avocado-Fenchel-Champignon-creme:

1/4	Avocado
20 g	feingehackter Fenchel
20 g	Champignons geraspelt
1 EL	Zwiebelwürfel

Gewürze: feingehackte Zitronenmelisse, Meersalz, Pfeffer, Fenchelkraut

Zubereitung:

Avocadofleisch mit dem Stabmixer pürieren. Zwiebel, Champignons und Fenchel unterheben, mit Kräutern und Gewürzen kräftig würzen, 1/2 Stunde kühlstellen.

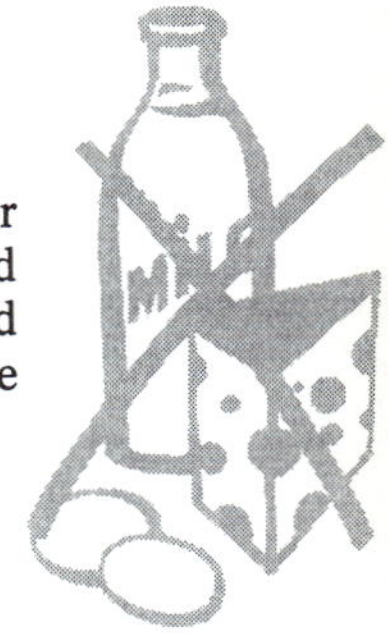

Zweite Woche • 4. Tag

Mittagessen: **Frischkostteller mit Sauce Nr. 1, Vollkorn-Kräuter-Crepes, Erdbeercreme**

Vollkorn-Kräuter-Crepes:

3 EL	feines Weizenvollkornmehl, 45 g
ca. 12 EL	Sojamilch
2 EL	Sahne
2 EL	feingehackter Mangold
1 EL	feingehackte Zwiebel
1 EL	Olivenöl

Gewürze: Meersalz, Muskat

Tip: Für glutenfreie Kost anstelle von Weizenvollkornmehl, Reis- und Maismehl verwenden

Zubereitung:

Die Sojamilch mit dem Weizenmehl und den Gewürzen zu einem glatten Teig verrühren und mindestens eine halbe Stunde quellen lassen. Dann Mangold und Zwiebel dazu rühren, kräftig durchschlagen. In einer leicht geölten Pfanne dünne Crepes backen.

Erdbeercreme:

100 g	Erdbeeren
1 TL	Honig
1 TL	Sanddorn
2 EL	Sahne

Zubereitung:

Die Hälfte der Erdbeeren zerdrücken, mit Honig und Sanddorn abschmecken. Die Sahne leicht anschlagen, das Erdbeermus unterheben. Die Creme in eine gekühlte Dessertschale füllen. Mit den restlichen Früchten garnieren.

Abendessen: **Frischkostteller mit Sauce Nr. 2, griechischer Brotaufstrich, 1 Vollkornbrot, 1 Knäckebrot oder 1 gluteinfreies Brot**

Griechischer Brotaufstrich:

1 EL	Sonnenblumenöl
etwas	Zitronensaft
50 g	Tofu feingerieben
1 EL	grob gehackte Oliven
1 EL	Paprikawürfel grün
1 EL	Zwiebelwürfel
1 EL	Tomatenwürfel

Gewürze: Pfeffer, Thymian, Basilikum, Knoblauch, Meersalz

Zubereitung:

Das Salz im Zitronensaft auflösen, nach und nach das Öl und den Tofu dazurühren. Das Gemüse unterheben und kräftig mit Pfeffer, Thymian, Basilikum und Knoblauch würzen.

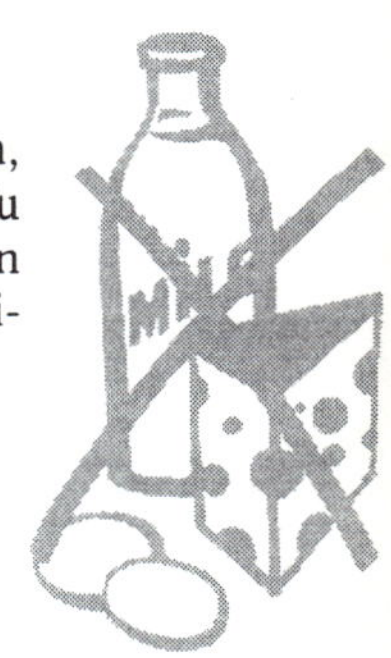

Zweite Woche • 5. Tag

Mittagessen: **Frischkostteller mit Sauce Nr. 1, Weizengemüse an Linsengemüsemus, Apfel in Zitronensahne und Weizensprossen**

Weizengemüse:

3 EL	Weizen
1/8 l	ungesalzene Gemüsebrühe
1 EL	Linsen
50 ccm	Gemüsebrühe
1 El	feine Zwiebelwürfel
3 EL	feine Gemüsewürfel
1 EL	Saure Sahne
etwas	Essig

Gewürze: Koreander, Muskat, Piment, Selleriesalz, Öl

Tip: Für glutenfreie Kost anstelle von Weizen, Mais und statt Weizensprossen, Sonnenblumengrün verwenden.

Zubereitung:

Weizen waschen und mind. 8 Stunden in der Gemüsebrühe einweichen. Dann zum Kochen bringen und auf kleiner Flamme 1 Stunde köcheln, würzen und auf der ausgeschalteten Herdplatte nachquellen lassen. Inzwischen die Linsen weichkochen, pürieren, mit Essig, Meersalz und Pfeffer abschmecken. Die Gemüsewürfel in etwas Öl dünsten, die Hälfte unter den Weizen mischen, den Rest unter die Sauce mischen. Die saure Sahne unter die Sauce rühren, anrichten und das Weizengemüse darauf geben.

Apfel in Zitronensahne:

100 g	Apfel
1 TL	Sanddorn honiggesüßt
1 EL	Sahne
etwas	Zitronensaft
1 EL	Weizensprossen

Tip: Für glutenfreie Kost anstelle von Weizensprossen, Sesamsprossen verwenden.

Zubereitung:

Sanddorn mit Zitronensaft und Sahne zu einer Sauce verrühren und über den in feine Spalten geschnittenen Apfel geben, mit den Weizensprossen bestreuen.

Abendessen: **Frischkostteller mit Sauce Nr. 2, Mangold-Bataten-Gratin**

Mangold-Bataten-Gratin:

1 TL	Olivenöl
1 EL	Zwiebelwürfel
50 g	Mangold in Würfeln
50 g	Tofuwürfel
2 EL	Sojamilch
1 TL	Butter
180 g	Bataten in dünnen Scheiben

Gewürze: Muskat, Curry, Pfeffer, Petersilie, Sojasauce

Zubereitung:

Das Olivenöl erhitzen, die Zwiebel- und Mangoldwürfel darin glasig dünsten; Sojamilch mit Curry und Sojasauce mischen und den Tofu darin marinieren. Eine Auflaufform mit Butter einfetten, die Bataten schichtweise mit Gemüse und Tofu einschichten, jede Schicht würzen, die Sojamilch angießen. Bei 175° 30 – 40 Min. backen.

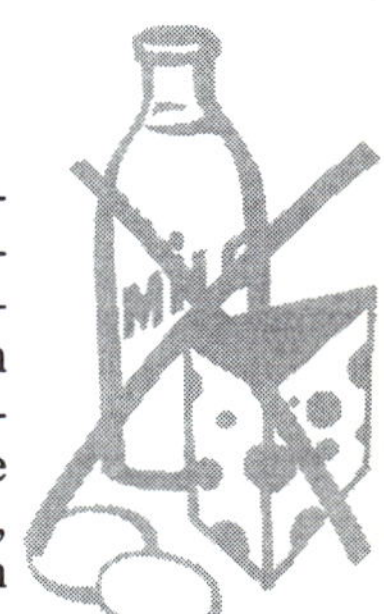

Zweite Woche • 6. Tag

Mittagessen:

Frischkostteller mit Sauce Nr. 1, Naturreisrisotto mit Tomatenwürfeln, Schwarze Johannisbeeren an Zimtschaum

Naturreisrisotto:

1 T	Olivenöl
1 EL	Zwiebelwürfel
3 EL	Naturreis
1/8 l	Gemüsebrühe
1	Tomate in Würfel
50 g	Tofu in Würfel
etwas	Zitronensaft
1 TL	Butter

Gewürze: Basilikum, Oregano, Meersalz, Pfeffer

Zubereitung:

Das Olivenöl erhitzen, die Zwiebelwürfel und den Reis darin glasig schwitzen. Gemüsebrühe dazugießen, aufkochen und auf kleiner Flamme 30 – 40 Min. köcheln lassen. Den Tofu mit Zitronensaft, Basilikum und Oregano vermischen. Butter erwärmen, den Tofu darin erhitzen, die Tomate dazugeben und mit Meersalz und Pfeffer würzen und über den angerichteten Reis geben.

Schwarze Johannisbeeren an Zimtschaum

2 EL	Sahne
1 TL	Sanddorn honiggesüßt
etwas	Zimt
100 g	schwarze Johannisbeeren
etwas	abgeriebene unbehandelte Zitronenschale

Zubereitung:

Die Sahne anschlagen und mit Sanddorn und Zimt vermischen. Die Hälfte der Beeren unter die Sahne ziehen, die restlichen auf die Masse geben und mit der Zitronenschale verzieren.

Abendessen:

Frischkostteller mit Sauce Nr. 2, gefüllte Gurke, 1 Vollkornbrot, 1 Knäckebrot oder 1 glutenfreies Brot, 1 Reiscracker natur

Gefüllte Gurke:

1 EL	Sesam
20 g	Butter
1 EL	Sahne
1 TL	Zwiebelwürfel
150 g	Salatgurke, ausgehöhlt
1 EL	Roggensprossen

Gewürze: Meersalz, Pfeffer

Tip: Für glutenfreie Kost anstelle von Roggensprossen, Senfsprossen verwenden.

Zubereitung:

Den Sesam etwas anrösten und abkühlen lassen. Inzwischen die Butter schaumig rühren, Sesam, Sahne und Zwiebelwürfel unterheben, mit Meersalz und Pfeffer abschmecken. Die Masse in die ausgehöhlte Gurke füllen und mit Roggensprossen bestreuen.

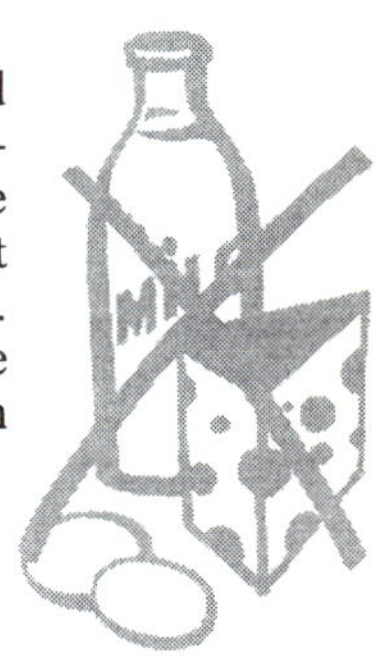

Zweite Woche • 7. Tag

Mittagessen:

Frischkostteller mit Sauce Nr. 1, Kartoffelknödel
Pflaumenmus

Kartoffelknödel:

180 g	Pellkartoffeln
1–2 EL	feines Hafermehl
1 EL	Linsensprossen
1 TL	gehackte Kräuter

Gewürze: Kräutersalz, Muskat, Pfeffer

Tip: für glutenfreie Kost anstelle von Hafermehl, Hirseflocken nehmen

Zubereitung:

Die noch heißen Pellkartoffeln schälen und durch die Kartoffelpresse drücken und zusammen mit den Gewürzen, dem Hafermehl und den Linsensprossen zu einem Teig verkneten. Die Masse zu Knödel formen und in reichlich siedendem Salzwasser ca. 15 Min. garen. Die Butter zusammen mit den Kräutern über die angerichteten Knödel geben.

Pflaumenmus:

3	getrocknete Pflaumen eingeweicht oder
50 g	frische Pflaumen
1 EL	Sahne
1 TL	Nußmus

Gewürze: fester Honig, Zimt, Ingwer

Zubereitung:

Die frischen Pflaumen entsteinen und mit dem Honig pürieren, mit Zimt und Ingwer abschmecken. Die Sahne leicht anschlagen, das Nußmus unterheben und über das Pflaumenmus geben.

Abendessen:

Frischkostteller mit Sauce Nr. 2, Tofu-Kräutersalat
1 Vollkornbrot, 1 Knäckebrot oder 1 glutenfreies Brot
1 Reiscracker natur

Tofusalat:

1 EL	kaltgepreßtes Sonnenblumenöl
etwas	Knoblauch
1 TL	Zwiebelwürfel
2 EL	Radieschensprossen
50 g	Tofu in Würfeln
1 EL	Kräuter; Basilikum, Petersilie, Thymian

Gewürze: Obstessig, Kräutersalz

Zubereitung:

Das Kräutersalz in Obstessig auflösen, das Öl dazu schlagen, mit Knoblauch, Meersalz und Pfeffer würzen. Den Tofu mit den Zwiebelwürfeln unterheben und durchziehen lassen. Inzwischen die Kräuter grob hacken und zusammen mit den Sprossen unter den Salat mischen.

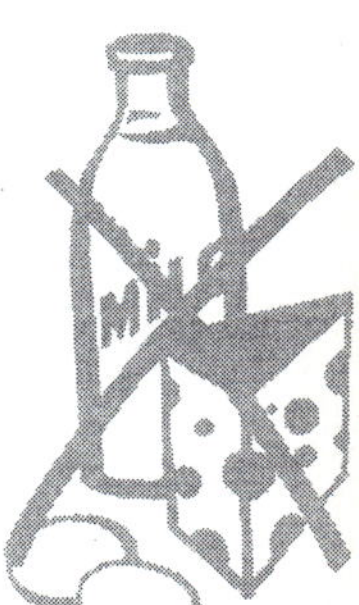

5. Bücher, die Ihnen weiterhelfen

Rheuma

- Rheuma – Ischias – Arthritis – Arthrose: Ursachen und Heilbehandlung, Dr. med. Bruker, EMU-Verlag, Lahnstein
- Sprechstunde: Gelenkrheuma, Dr. Miehle, Gräfe und Unzer, München
- Rheuma – ein Lehrbuch für Patienten, Prof. Mathies, Fischer-Verlag, Stuttgart/New York

Heil- und Vollwerternährung

- „Getreide und Mensch - eine Lebensgemeinschaft“, Prof. Kollath, Verlag Schwabe, Bad Homburg
- „Nutze die Heilkraft unserer Natur“, Dr. med. Schneider, Saatkorn-Verlag, Hamburg
- „Schicksal aus der Küche“, Dr. med. Bruker, EMU-Verlag, Lahnstein
- „Urkräfte des Lebens im Getreidekorn“, Kostenlose Informationsschrift, Schnitzer-Verlag, St. Georgen
- „Vollwerternährung“, Koerber/Männle/Prof. Leitzmann, Haug-Verlag, Heidelberg
- „Leben aus Vollwert“, Linnig-Fölsing, Verlag Vollwert-Ernährung, Schramberg

Fasten-Ratgeber

- „Wie neugeboren durch Fasten“, Dr. med. Lützner, Gräfe und Unzer, München
- „Richtig essen nach dem Fasten“, Lützner/Million, Gräfe und Unzer, München
- „Fasten und Meditation“, Hopfenzitz/Lützner, Gräfe und Unzer, München

Rezept- und Kochbücher

- „Das große Vollkornkochbuch", Ingrid Früchtel, Gräfe und Unzer, München
- „Das große GU-Vollwertkochbuch", Gräfe und Unzer, München
- „Das neue vegetarische Kochbuch", Ingrid Früchtel, Gräfe und Unzer, München
- „Gesund und schlank werden durch Schnitzer-Intensivkost", Dr. med. dent. Schnitzer, Schnitzer-Verlag, St. Georgen
- „Birchner-Brenner-Kochbuch", Birchner-Brenner-Verlag, Zürich
- „Biologisch Kochen und Backen", Helma Danner, Econ-Verlag, Düsseldorf; Wien
- „Meine Heilpflanzen-Tees", Apotheker M. Pahlow, Gräfe und Unzer, München
- „Vollwert-Ernährung für Übergewichtige", Helmut Million, Ernst-Schmidt-Verlag, Pfullendorf
- „Vollwertküche für Genießer", Leitzmann/Million, Falken-Verlag
- „Vollwertküche für 1 Person", Marlis Weber, Hädecke-Verlag

Vollwertkost ohne tierisches Eiweiß

- „Die Naturküche", Vollwertkost ohne tierisches Eiweiß, Danner/Malenga, Econ-Verlag, Düsseldorf; Wien
- „Die tierisch-eiweißfreie Vollwertkost", J. Gutjahr, EMU-Verlag, Lahnstein
- „Praktischer Ratgeber bei Allergien", Waltraud Becker, Cölle-Verlag, Stuttgart
- „Meine erfolgreiche Rheumadiät - Vollwertige Ernährung ohne tierisches Eiweiß", M. Madani/Dr. Lützner, Gräfe und Unzer, München

Herausnehmen und einschicken:

Antwortblatt

Mit Ihrer persönlichen Erfahrung tragen Sie dazu bei, das Wissen gegenüber Rheuma durch Fasten und Ernährung zu erweitern. Wir danken Ihnen, wenn Sie uns die eine oder andere Frage beantworten und Ihre Ernährungserfahrung bekanntgeben.

Haben Ihre bisherige Ernährung und Ihr Rheuma etwas miteinander zu tun?

1. Ist Ihr Rheuma ernährungsabhängig?

❏ ja ❏ nein ❏ weiß nicht

2. Welche Art von Rheuma haben Sie?

....

3. Wie lange schon? ....

4. Wie alt sind Sie? ....

5. Verschlimmerung nach welcher Ernährung (einschließlich trinken)? Was beobachten Sie?

....

....

6. Besserung nach welcher Ernährung? Was beobachten Sie ?

....

....

Zum Heilwert der Nahrung - Ihre neue Erfahrung:

7. Welche Wege der Ernährungsumstellung sind Sie gegangen und wie lange?

....

....

8. Welche persönlichen Erfahrungen machten Sie dabei?

....

....

9. Was empfehlen Sie weiter?

....

10. Wieviele Schmerz- oder Rheumamittel brauchten Sie vor und nach der Ernährungsumstellung?

....

Ihre Angaben werden dazu beitragen, daß der Einfluß der Ernährung auf die rheumatischen Erkrankungen besser erforscht werden kann.

Das Blatt läßt sich heraustrennen!

Ihre Antwort – möglichst kurz – schicken Sie an:

Dr. med. Lützner, Forellenweg 12, 88662 Überlingen

Ihre Anschrift, wenn Sie mögen:

....

....